la diététique au quotidien

pour garder ou retrouver la ligne

Anne NOËL,
Diététicienne

François TRIBY,
Médecin.

Photos : J.L. Syren

La coordination de cet ouvrage est assurée par Paulette Fischer.

EDITIONS S.A.E.P.
INGERSHEIM 68000 COLMAR

Sauf annotations, sous la recette,
les proportions sont données
pour **4 personnes.**

Votre poids vous préoccupe... ou inquiète votre médecin.

Vous avez peut-être déjà essayé une multitude de méthodes amaigrissantes plus ou moins dangereuses et miraculeuses, aux effets très éphémères.

Quelle que soit votre explication de ce dépôt de graisse qui vous encombre l'esprit (origine psychologique, sociologique, endocrinienne, héréditaire, et parfois nutritionnelle), et quelle que soit votre approche du traitement, par une méthode psychologique, comportementale, magique (le médicament), vous devrez, à un moment donné, envisager une modification profonde de vos habitudes alimentaires.

Si manger ne servait qu'à vivre, c'est-à-dire à couvrir nos besoins, il n'y aurait pas d'obèse. Mais le comportement alimentaire est un phénomène complexe, où la faim a un rôle mineur dans notre société d'abondance. En effet, on mange par plaisir, par habitudes sociales, familiales ou régionales, pour compenser un manque quelconque, pour s'affirmer... ou s'auto-détruire.

Brillat Savarin disait : « Le plaisir de table est de tous les âges, de toutes les conditions, de tous les pays et de tous les jours ; il peut s'associer à tous les autres plaisirs et reste le dernier pour nous consoler de leur perte. »

La décision de maigrir est donc un choix qui ne saurait être pris à la légère car elle implique une modification importante de ses rapports avec l'alimentation (avec toute la charge affective qu'elle véhicule) mais aussi un changement de sa silhouette, donc de son image corporelle, ce qui entraîne une modification des habitudes familiales et sociales, des relations aux autres (si le bon gros dont on se moque disparaît, comment va réagir le groupe), ce qui à la limite peut être considéré comme un changement d'identité. Ceci peut être bénéfique pour la personne, mais pas toujours, en outre ce n'est que rarement simple à réaliser.

La quasi-totalité des régimes à visée amaigrissante sont infaillibles, encore faut-il qu'ils soient suivis pendant plusieurs années. On ne perd pas ses kilos comme on guérit d'une angine.

Certains régimes sont dangereux pour l'organisme, les autres se ressemblent, la différence réside dans l'art de présenter le plat.

La méthode que nous présentons correspond au régime hypocalorique classique. Celui-ci à la prétention d'être justifié, équilibré, varié.

Ce livre est d'abord un recueil de recettes pour que le régime soit le plus varié et le plus agréable possible, nous ne nous lancerons donc pas dans de longs développements sur les mécanismes de l'obésité du rat de laboratoire ou de l'homme.

Cependant, pour compenser la carence de l'Education nationale en ce domaine, nous avons estimé nécessaire d'expliquer les principes simples et pourtant mal connus de ce régime.

MAIGRIR OU NE PAS MAIGRIR

Vous jugez votre poids excessif, ou votre entourage vous fait des remarques plus ou moins discrètes mais peu amènes.

Pour la femme, le modèle social actuel s'apparentant à l'asperge, les bonnes amies la traiteront rapidement de « grosse » quand ses hanches s'épanouiront.

L'idéal, le rêve

L'idéal se confond avec le désir, le rêve des gens. Il est inaccessible le plus souvent, ce qui permet de justifier les échecs du régime. « Je ne maigris pas assez, donc je grignote ». Mannequin, modèle filiforme comblé par la société ! Lui ressembler, c'est participer aux bienfaits de notre société, après en avoir été rejeté à cause d'impardonnables kilos de graisse.

Le normal : bien être ou formule

De multiples formules ont la prétention de calculer un poids normal en fonction de quelques critères : taille, âge, charpente osseuse.

Quel est le poids normal ?

Deux éléments flous : se sentir bien dans sa peau, n'avoir aucune maladie liée à l'excès pondéral.

Avoir sa tête en accord avec sa silhouette est un principe très subjectif qui varie énormément d'une personne à l'autre, mais qui en général reste assez précis chez une même personne.

Le second élément, malgré son caractère médical, est encore plus vague. Il est lié au fait que l'obésité s'accompagne d'un certain nombre de troubles, non spécifiques mais plus fréquents que chez le sujet maigre. Mais comment prévoir l'apparition de ces troubles ?

La nécessité : maigrir pour guérir

Les manifestations pathologiques fréquemment associées à l'obésité, et que l'amaigrissement fait disparaître ou au moins atténuer sont les suivantes :

- diabète sucré, hypertension artérielle, augmentation du cholestérol et des graisses sanguines, tous, facteurs d'athérosclérose responsable des maladies cardiovasculaires,
- arthrose des genoux, des hanches ou du rachis,
- mauvaise circulation veineuse des membres inférieurs.

Quand ces troubles existent, la situation est claire et le régime la solution logique, mais quand ils sont absents ?

Certes on peut :

- comptabiliser les antécédents familiaux,
- étudier la disposition de la graisse : si elle s'étale à la partie supérieure du corps (obésite androïde de l'homme, ... de la femme âgée ou goinfre), les risques métaboliques (diabète, cholestérol, hypertension artérielle) sont plus élevés alors que les dépôts au niveau de la partie inférieure du corps en « culotte de cheval », en « pantalon de zouave » (obésité gynoïde) ont peu de complications mais aggravent arthrose et varices,
- faire de la statistique : le risque augmente dans l'obésité androïde quand le poids est supérieure au poids calculé par cette formule :

$$P = \text{Taille (en cm)} - 100 + \frac{(\text{Taille} - 100)}{10}$$

et que dans l'obésité gynoïde certains fixent la limite à :

$$P = \text{Taille (en cm)} - 100 + \frac{(\text{Taille} - 100)}{3}$$

Toutes ces règles n'ont rien d'absolu. La seule conclusion possible est qu'il est préférable, pour éviter les ennuis, de rester le plus proche possible du chiffre de : Poids = Taille (en cm) - 100. Les variations dues à l'âge ou au poids des os ne dépassent guère 5 kg.

Les conseils d'amis enrobent... ou la solitude de l'obèse devant son assiette

Les règles du régime amaigrissant sont simples, mais la pratique est parsemée d'embuches :

- l'abondance des aliments, et leur présentation agréable, multiplient les tentations,
- il n'est pas courant que la famille participe avec enthousiasme à votre régime, vous risquez de vous sentir bien seul. Les amis qui vous invitent ne supporterons pas que vous fassiez la fine bouche devant leur cuisine, même industrielle ; un apéritif ou un petit four, ça ne se refuse pas !! Un repas d'affaire frugal ferait chuter le poids... et les affaires.

Tout pour la survie du corps ou économie d'énergie pour période de crise

Les habitués du poids accordéon n'ignorent pas qu'à l'arrêt du régime ou d'un traitement aux « coupe-faim », la reprise pondérale est plus rapide que la perte, et que les tentatives d'amaigrissement ultérieures sont de moins en moins efficaces.

A travail égal, la dépense énergétique est plus basse si l'apport alimentaire est réduit. Pour se protéger, le corps évite le gaspillage d'énergie si les fournitures sont faibles. L'adaptation à un régime est plus ou moins rapide suivant l'importance de l'apport calorique antérieur, le nombre et la sévérité des régimes précédents ; des facteurs héréditaires interviennent probablement. Plus dure sera la perte, plus facile sera la rechute !

Le temps, ennemi des bonnes dispositions et de l'effort

Un amaigrissement ne s'acquiert pas en quelques semaines, il est indispensable de maintenir l'effort pendant des mois, voire des années.

Sans motivation, pas d'action

Compte tenu de ces multiples pièges, il faut mettre sur les plateaux de la balance, d'un côté les motivations qui vous poussent à maigrir, de l'autre côté tout ce qui peut vous inciter à l'abandon rapide du régime, et voir de quel côté penche l'aiguille.

Ces motivations peuvent être multiples :

- prévention ou traitement d'une affection,
- raisons psychologiques, esthétiques et vestimentaires,
- raisons professionnelles.

L'important est que ces motivations viennent de vous.

Le repli est parfois une bonne stratégie

Certaines situations s'accommodent mal avec un régime amaigrissant, par exemple :

- l'existence de problèmes familiaux ou professionnels graves,
- un état dépressif,
- une boulimie qui vous fait vider le réfrigérateur la nuit,
- l'expérience de troubles (angoisse, aggressivité) liés à des régimes antérieurs.

Ainsi, si l'idée de régime vous met de mauvaise humeur, ou si l'abandon des pâtisseries (ou d'autres aliments) vous rend fou, renoncez.

La réussite existe, je l'ai rencontrée

Malgré les embuches, de très nombreuses personnes ont réussi à perdre plusieurs dizaines de kilos, sans médicaments, ni drogues miracles, ni troubles psychologiques.

PRINCIPES DU REGIME AMAIGRISSANT

Les principes du régime amaigrissant sont simples, ils découlent des besoins du corps.

Toute machine a besoin d'énergie : les calories

Pour le travail de ses viscères, pour l'activité musculaire, pour le maintien de sa température et l'équilibre de son milieu intérieur, l'organisme a besoin d'énergie. Celle-ci est calculée en kilocalories (Kcal) ou en kilojoules (kJ) : 1 Kcal = 4,18 kJ.

Pour les sédentaires que nous sommes devenus, la dépense oscille par 24 heures entre 1 800 et 3 000 Kcal.

Les hommes ne sont pas égaux face aux calories

A activité égale, il y a les gaspilleurs d'énergie (ceux qui restent maigres), et les économes.

Les différences dépendant du sexe, de la taille, de l'hérédité, de son apport alimentaire (moins on mange, moins on dépense). Certains ont calculé des différences de 1 à 4 entre les sujets pour la même activité physique.

Quelques chiffres en Kcal/h

Marche à pied : 300
Course de fond (jogging) : 600-900
Cyclisme sur route : 400-600
Ski : 750-1 000
Tennis en simple : 800
Natation : 450-700
Sommeil : 60
Jeu de cartes : 80
Conduite automobile : 100.

Une réserve quasi infinie de calories : le tissu gras

L'énergie apportée par les aliments sert à couvrir les dépenses, l'excès d'énergie est stocké sous forme de graisse. Un kilo de tissu gras contient 6 à 7 000 Kcal d'énergie en réserve, soit la quantité nécessaire pour faire 100 km à pied !!!

Les trois fournisseurs de calories

L'énergie est apportée par :
- les aliments contenant des lipides ou graisses,
- les aliments riches en glucides ou sucre, amidon et farineux,
- l'alcool.

Principe de base : un régime amaigrissant est pauvre en calories, celles-ci étant fournies par les réserves de graisse.

Conséquence : un régime amaigrissant est pauvre en lipides, glucides et alcool.

Le champion : les lipides : 9 Kcal/g.
Les principales sources de lipides sont :
- les produits animaux :
  . la charcuterie : jusqu'à 50 % et plus
  . les viandes de boucherie : bœuf : 14 à 29 %
    mouton : 12 à 39 %
    porc : 35 à 55 %
    veau : 1 à 6 %
    cheval : 3 %
  . gibiers à plumes et poils : 2 à 3 %
  . volaille : 6 à 31 %
  . poissons : 0,1 à 24 %
  . lait entier : 3,5 %
  . crème : 10 à 30 %
  . fromages : 0,5 à 35 %
  . œuf de poule : 11 %
- les produits végétaux :
  . fruits oléagineux : 20 % (olive) à 62 % (noisette)
  . cacao : 24 %
  . chocolat : 30-35 %
- les corps gras (graisses visibles) :
  . toutes les huiles végétales - végétaline : 99 %
  . margarine : 80 %
  . beurre : 83 %
  . autres graisses animales (saindoux, etc.) : 80 à 99 %

L'énergie des végétaux : les glucides : 4 Kcal/g.
Les principales sources de glucides sont :
- sucre : 100 %
- bonbons : 95 %
- miel : 80 %
- biscuiterie : 64 à 88 %
- confitures : 65 %
- chocolat : 55 à 60 %
- céréales et dérivés :
  . farines : 66 à 80 %
  . semoules : 67 à 82 %
  . amidon, fécule : 85 %
  . pain : 50 %
  . biscottes : 75 %
  . pâtes : 70 %
  . riz : 78 %

- fruits secs : 61 à 73 %
- légumes secs : 56 à 69 %
- pomme de terre : 18,5 %
- fruits frais : 3 % (rhubarbe) à 23 % (banane)
- châtaigne : 43 %
- jus de fruits : 8 à 18 %
- limonade, sodas, cola : 8 à 14 %
- légumes frais et en conserves : 1,3 à 27 % (ail)
- lait de vache : 4,7 %.

Un des grands responsables de l'obésité en France : l'alcool qui fournit 7 Kcal/g.

Quelques erreurs fréquentes

- négliger le mode de cuisson (apport de graisses),
- remplacer le pain par les biscottes,
- supprimer pain, pâtes, pommes de terre (les 3 P) c'est bien, mais continuer à consommer riz, flocons d'avoine, etc.,
- remplacer une huile par une autre, ou le beurre par la margarine, ne modifie pas le poids,
- se fier au volume des aliments et non à leur richesse en calories, ex. : 620 Kcal sont fournies par 67 g. d'huile, 100 g. de noisettes, 110 g. de saucisson sec, 250 g. de pain blanc, 1,9 kg. de fraises, 3,7 kg. de tomates.

Etre vivant =
être en renouvellement permanent : les besoins plastiques

La vie se caractérise par un changement permanent des matériaux (les cellules) qui constituent l'organisme.

Les aliments fournissent les matières premières nécessaires à l'architecture, l'entretien et le fonctionnement du corps.

Ces matériaux sont : les protéines, les sels minéraux, les vitamines.

Bâtisseurs et réparateurs : les protéines

Non stockées, elles doivent être fournies constamment à l'organisme, quel que soit le régime.

Le besoin quotidien est de 1 g. de protéine/kg. de poids, soit environ 60-70 g./j chez l'adulte. Elles ne se transforment quasiment pas en graisses de réserve, leur rôle énergétique est faible.

Sources de protéines :

- Protéines animales : œuf : 13 g. %
  viandes : 10 à 22 %
  poissons : 15 à 21 %
  crustacés : 9 à 19 %

laits : 1 à 5 %
fromages : 7 à 30 %
- Protéines végétales : céréales : 6 à 12 %
légumes secs : 16 à 29 %.

Les protéines animales sont quasiment toujours associées à des lipides, les protéines végétales sont toujours associées à de grandes quantités de glucides.

Les sels minéraux

Ils sont nombreux, le rôle de certains est mal connu, une alimentation diversifiée permet la couverture des besoins en sels minéraux.

Les plus importants : le sodium et le calcium.

Dessalez-vous !

Le sodium (sel de cuisine), contribue au maintien du volume d'eau du corps, limiter son apport fait perdre un peu d'eau, mais pas un gramme de graisse !

Cependant, limitez si possible votre consommation de sel, il stimule le goût (quand c'est fade, on mange moins !) et favorise l'hypertension artérielle, fréquente chez l'obèse !

Pour l'os, le calcium

Le calcium est apporté surtout par les produits laitiers et en moindre quantité par les fruits et les légumes.

Ne supprimez jamais les produits laitiers durant un régime amaigrissant.

Les vitamines

Elles sont indispensables au bon fonctionnement de la machine, la teneur en vitamines d'un aliment dépend de nombreux facteurs : espèce, méthodes de culture ou d'élevage, modes de conservation, de préparation et de cuisson. Une alimentation variée permet d'éviter les carences.

« Buvez et... éliminez »... de l'eau

Premier constituant du corps (60 % du poids), l'eau doit être maintenue à un niveau constant. Pour compenser les pertes il faut boire au moins 1 lit. d'eau ou de boisson peu calorique chaque jour (thé ou café non sucré, tisanes, bouillon de légumes, lait écrémé).

Mangez... pour ne pas avoir faim !

La fringale entraîne l'excès, pour l'éviter, fractionnez votre apport alimentaire, ne sautez jamais un repas, et surtout pas le petit déjeuner !

Un grand verre d'une boisson non calorique, pris entre les repas, calme votre estomac !

CHOIX DES ALIMENTS

Nous ne mangeons pas de pilules de glucides, lipides ou protéines, mais des aliments, mélanges de nutriments en proportions variées. Nous les avons classés en 3 catégories :

- les aliments constructeurs qui fournissent les protéines indispensables, mais qui contiennent tous une plus ou moins grande quantité de lipides ou glucides,
- les aliments énergétiques, riches en glucides ou lipides, dont l'apport est très limité lors d'un régime amaigrissant,
- les fruits et légumes fournisseurs de vitamines, sels minéraux et fibres alimentaires.

ALIMENTS CONSTRUCTEURS

Ce sont :

- lait et produits laitiers,
- viandes, poissons, œufs.

Lait et produits laitiers

. Le lait

Aliment presque complet, il contient par litre :

35 g. de protéines
36 g. de lipides
46 g. de lactose (glucide)

et apporte 650 Kcal.

C'est la source de protéines animales la moins chère, 1/2 lit. de lait fournit autant de protéines que 100 g. de viande ou de poisson, ou 2 œufs, il peut remplacer la viande, mais l'inverse n'est pas possible. Il est trop riche en graisses ; lors d'un régime amaigrissant il faut utiliser du lait écrémé (stérilisé, pasteurisé, uperisé, en poudre ou granulés) qui ne contient que un gramme de graisse par litre, apporte 340 Kcal/lit. mais garde ses protéines et son calcium (125 mg./100 g.). Il perd ses vitamines A et D. Le lactose, sucre du lait, favorise l'absorption intestinale de calcium. Il est partiellement transformé en acide lactique lors de la fabrication des yaourts.

. Le yaourt

Lait fermenté préparé à partir de lait écrémé ou demi-écrémé, il est peu gras (1 g. de graisse/100 g.). Les yaourts maigres à 0 % de matières grasses ont peu d'intérêt, et n'en ont plus du tout quand ils sont fruités (trop de sucre).

Valeur calorique par pot :
- yaourt nature : 55 Kcal,
- yaourt à 0 % de matière grasse : 44 Kcal,
- yaourt fruité à 0 % de matière grasse : 100 Kcal.

. *Les fromages*

Excellente source de protéines et de calcium, les fromages contiennent des quantités variables de graisses et leur consommation, pour les plus gras, doit être strictement contrôlée lors d'un régime amaigrissant.

Grossièrement, la teneur en graisses varie inversement à la teneur en eau (exception : double crème : fromage frais enrichi en crème). La teneur légale en graisses, inscrite sur la boîte, se rapporte toujours au poids sec, elle n'a donc aucun intérêt.

	Teneur en eau	Teneur en graisses légale	Teneur en graisses réelle	Kcal pour 100 g.
Fromages frais :				
Taillefine 0 %	90 %	0	0	41
Fromage blanc, à 20 %	80 %	20	5	120
Fromage blanc, suisse, à 40 %	77 %	40	10	140-170
Fromages à pâte molle :				
. à égouttage spontané (Brie, Camenbert)	60 %	40-45	22	270-300
. à égouttage accéléré (Livarot, Munster, Pont-l'Evêque, Limburg, St.-Marcellin)	50 %	40-50	20-24	300-340
Fromages à pâte dure :				
. pressés non cuits (Cantal, Gouda, St.-Paulin, Mimolette, Morbier, Tomme)	45 %	45-55	25-30	330-380
. pressés cuits (Comté, Gruyère, Emmenthal)	35 %	50	30	400
Fromages à moisissure interne				
Bleus, Roquefort	40 %	60	34	410
Fromages fondus	50 %	50-60	25-33	250-300

Viandes et dérivés

. *Les viandes de boucherie*

Elles contiennent en moyenne 20 g. % de protéines mais des quantités variables de graisses (2 à 30 %). Ces dernières se présentent sous trois formes :

. graisse de couverture, facilement éliminable,
. marbré : entre les muscles, éliminable après cuisson,
. le persillé, impossible à supprimer.

En moyenne la teneur en graisses est la suivante :

. cheval : 2,5 g. % 110 Kcal/100 g.
. veau : inférieur à 10 g. % 100-150 Kcal/100 g.
. bœuf, mouton : 15 à 20 g. % 200-250 Kcal/100 g.

. agneau : 24 g. % 280 Kcal/100 g.

. porc : 20 à 30 % 250 à 350 Kcal/100 g.

Il n'est pas souhaitable de consommer plus de 250 g. de viande par jour. Dans ces limites, les viandes les plus grasses (agneau, porc, mouton, certains morceaux de bœuf) peuvent être consommées de temps en temps.

. *Le gibier à plumes et à poils*

Il est pauvre en graisses (moins de 5 g. %), mais attention au mode de préparation !

. *Volailles*

Certaines sont maigres : pigeon, poulet, éventuellement dinde (et lapin !).

D'autres sont grasses : canard, poule, oie.

. *Abats*

Cœur, foie, rognons, cervelle, ris et tripes sont moins gras que la viande, la langue l'est un peu plus, joues et tête de porc sont déconseillées (50 % de graisses). Ils apportent 10 g. % (cervelle) à 20 g. % (foie) de protéines.

Ils sont déconseillés chez les goutteux à cause de leur teneur élevée en purines ; par contre il n'a jamais été prouvé que leur richesse en cholestérol ait favorisé une augmentation du cholestérol sanguin chez l'homme.

Comme pour le gibier, méfiez-vous du mode de préparation, qui peut fournir beaucoup de graisses.

. *Charcuterie*

Bien qu'elles constituent un des fleurons de notre gastronomie régionale, les charcuteries, trop riches en graisses (25 à 60 %) sont incompatibles avec un régime amaigrissant. On tolère cependant une tranche de jambon de temps en temps.

Les œufs

Ils fournissent des protéines d'excellente qualité (2 œufs = 100 g. de viande) mais aussi des graisses (11 %). Durs, ils calment les sensations de faim.

Les poissons

Ce sont des aliments très intéressants dans un régime amaigrissant. Ils contiennent autant de protéines que la viande, et sont moins gras (en général moins de 3 % de graisses). Les poissons dits gras (thon, lamproie, saumon, hareng, maquereau, caviar) n'ont que 10 à 15 g % de lipides, sauf l'anguille (23 % de graisses).

En outre, ces graisses, contrairement à celles des viandes, protégeraient nos artères de l'arthérosclérose.

Les crustacés sont des aliments très maigres.

ALIMENTS ENERGETIQUES

La consommation de ces aliments doit être fortement limitée dans un régime amaigrissant, l'énergie nécessaire devant être fournie par les graisses stockées au cours des années.

Ces aliments sont :

- soit riches en lipides : les corps gras,
- soit riches en glucides : farineux et féculents.

Les corps gras

Les produits de cette famille, du fait de leur grande richesse en calories, n'ont pratiquement aucune place dans un régime amaigrissant. Dix à quinze grammes de beurre, margarine ou huile peuvent être admis quotidiennement.

Toutes les huiles (arachide, noix, tournesol, olive, maïs, soja, etc.) sont des graisses pures et contiennent autant de calories (900 Kcal/100 g.), même celles qui sont dites « légères ».

Beurre et margarines contiennent autant de calories : 85 % de lipides, soit 760 Kcal/100 g.

La crème contient 28 % de graisses ; diluée à 10 % elle peut être utilisée en cuisine de temps en temps.

Les graisses animales (saindoux, graisses de bœuf, de mouton, d'oie...), de même que la végétaline (huile de coprah hydrogené) sont aussi des graisses pures (900 Kcal/100 g.).

Seule l'huile de paraffine, huile minérale, n'apporte aucune calorie. Ne pas utiliser à chaud.

Actuellement il existe des corps gras qui ne sont ni du beurre, ni de la margarine et qui contiennent un petit tiers de graisse butyrique, un tout petit tiers d'huile végétale et un grand tiers d'eau. Ils doivent être utilisés à froid, et apportent 400 Kcal/100 g.

On a attribué à certaines huiles (tournesol, maïs, soja, noix, pépins de raisin) un rôle protecteur contre l'arthérosclérose, ce n'est pas une raison pour en abuser, les calories sont toujours présentes.

Les fruits oléagineux : amandes, noix, noisettes, cacahuètes, qui fournissent l'huile, sont évidemment très riches en graisses (500 Kcal/100 g.). Les grignoteurs ont intérêt à les bannir de leur domicile.

Farineux, féculents et produits sucrés

Riches en glucides, les représentants de ce groupe sont également sévèrement limités dans un régime amaigrissant. Farineux et féculents permettent l'ajustement calorique dans les régimes assez larges (1 500 Kcal et plus).

. Le pain

Son apport calorique est de 250 Kcal/100 g. qu'il soit frais ou grillé, complet ou de seigle, l'apport énergétique ne varie guère.

. La biscotte

Ce n'est pas un aliment de régime, elle contient 75 % de glucides alors que le pain n'en contient que 50 %.

. *La farine*

Toutes les farines (semoule, avoine, orge...) sont déconseillées au candidat à l'amaigrissement.

. *Le riz*

Il ne fait pas maigrir ; cuit, il apporte autant de calories que les pâtes, les pommes de terre et les légumes secs.

N'oubliez pas qu'on retrouve très souvent des féculents dans les soupes en sachet.

. *Sucre, confiture, miel et confiseries*

Sont à exclure, même dans les régimes assez larges.

. *Pâtisseries*

Il est inutile d'en parler. Quand on se laisser tenter, on ne pèche jamais par ignorance.

LEGUMES ET FRUITS

Légumes verts

Ils contribuent largement à la couverture de nos besoins en sels minéraux, vitamines (surtout vitamine C dans les crudités), en fibres alimentaires. En outre, ils sont peu énergétiques et peuvent être consommés presque sans restriction, frais, en conserve ou surgelés.

Certains, cependant, contiennent de 10 à 15 % de glucides, il n'est pas souhaitable de les consommer quotidiennement, ce sont : l'artichaut, les fèves vertes, les petits pois et les salsifis.

Les fruits

Ils sont une cause fréquente d'échecs de régime amaigrissant, car ils ont la réputation injustifiée de ne pas faire grossir, voire de faire maigrir.

En réalité, ils contiennent des quantités non négligeables de glucides, il faut donc les restreindre mais non les supprimer car, comme les légumes, ils fournissent vitamines, sels minéraux et fibres alimentaires (surtout crus).

Il est souhaitable de ne pas dépasser l'équivalent de deux pommes (300 g.) par jour soit :

. 170 g. de banane ou raisin
. 240 g. de cerises, figues fraîches, mirabelles, brugnons, reines-claudes ou quetsches
. 300 g. de poires, myrtilles, oranges, prunes, abricots, ananas, cassis, cerises aigres
. 400 g. de fraises, framboises, groseilles, mûres, citron ou melon
. 800 g. de pastèque... et plus d'un kg. de rhubarbe.

Seul le citron peut être utilisé assez librement pour l'assaisonnement ou pour agrémenter l'eau de boisson.

Les fruits au sirop sont à éliminer, les conserves au naturel peuvent être consommées, mais elles sont cuites et ont donc peu d'intérêt.

LES EDULCORANTS

Les édulcorants utilisés lors d'un régime amaigrissant sont des substances qui ont une saveur sucrée et dont le pouvoir énergétique est nul.

Actuellement il en existe trois familles.

La saccharine

Synthétisée en 1879, on la trouve en pharmacie sous les noms suivants : Sucrédulcor, Sucrettes, Sucromat, Edulcor, Gaosucryl, Oda, Skun-Suc, Slun-Suc, Spun-suc, Sun-suc.

Le risque toxique (teratogène, cancérigène) a été très exagéré. On admet actuellement que ce sont les impuretés associées à la saccharine lors de la synthèse de cette dernière qui sont responsables des troubles constatés chez l'animal de laboratoire. Avec les saccharines actuelles, hautement purifiées, le risque est probablement nul.

Le cyclamate

Découvert en 1944 et vendu sous les noms de Sucrum 7, Sucaryl (mélange de saccharine et de cyclamate).

Son avantage est de supporter de hautes températures (jusqu'à 500°C), d'où son utilisation dans les préparations chaudes. Ce produit a soulevé les mêmes problèmes de toxicité que la saccharine, la différence étant que c'est le cyclamate lui-même qui a été responsable des troubles. Sa consommation illimitée, prolongée est peut-être aventureuse, mais à petites doses le risque n'est pas prouvé.

L'aspartam

Découvert en 1965 et vendu sous les noms de : Candérel, Pouss-Suc.

C'est une petite protéine formée de deux acides aminés, il peut donc être considéré comme une « substance naturelle » absolument non toxique. Son pouvoir sucrant est supérieur à celui de la saccharine, et il ne possède pas d'arrière goût amer. Dans la fabrication de la pâtisserie, la molécule est stable jusqu'à 150°, au-delà la deshydratation entraîne une perte du pouvoir sucrant.

L'aspartam est certainement le meilleur édulcorant existant actuellement, sauf pour les préparations chaudes. Il est aussi plus cher que les autres !

Crème de tomates

Préparation : 10 minutes.
60 Kcal/personne.

1 boîte de tomates pelées / 1/4 lit. d'eau / 2 oignons / 1 cuillerée à soupe de crème / 3 gousses d'ail / Persil / Thym, romarin / Sel, poivre.

Mettre les tomates, l'eau, l'ail, le thym, le romarin et les oignons émincés dans une casserole. Faire cuire pendant 30 minutes.

Passer la soupe au mixer. Saler et poivrer.

Au dernier moment, ajouter la crème et saupoudrer de persil.

Crème de champignons

Préparation : 25 minutes.
50 Kcal/personne.

500 g. de champignons de Paris / 1 jus de citron / 2 gousses d'ail / 1 oignon / 2 tomates / 1 tablette de bouillon de volaille / Sel, poivre / Persil / 1 cuillerée à soupe de crème.

Eplucher et laver les oignons et les tomates. Nettoyer soigneusement les champignons. Les couper en lamelles et les citronner.

Dans une casserole, faire revenir les oignons et les tomates pendant 5 minutes.

Ajouter les champignons et l'ail. Remuer. Laisser étuver pendant 10 minutes.

Mouiller avec 1 lit. de bouillon de volaille reconstitué, laisser cuire 20 minutes. Passer au mixer, saler et poivrer. Avant de servir, ajouter la crème fraîche.

Saupoudrer de persil.

Potage Julienne

Préparation : 25 minutes.
45 Kcal/personne.

2 carottes / 1 navet / 1 poireau / 1 oignon / 3 petits bouquets de chou-fleur / 1 morceau de céleri / Sel, poivre / Bouquet garni.

Eplucher et laver les légumes. Couper carottes, navet, céleri en bâtonnets. Séparer le chou-fleur en petits bouquets. Emincer l'oignon et couper le poireau en lanières.

Jeter les légumes dans l'eau bouillante assaisonnée.

Laisser cuire pendant 50 minutes environ.

Servir tel quel.

Consommé aux œufs

Préparation : 5 minutes.
40 Kcal/personne.

1 lit. d'eau / 20 g. de bouillon de poule / 2 œufs / Poivre / Persil.

Faire bouillir l'eau, additionner le bouillon de poule.
Battre les œufs en omelette et les verser dans le bouillon en ébullition.
Laisser bouillir en continuant de battre pendant 5 minutes.
Avant de servir le consommé, saupoudrer de persil haché.

Soupe au potiron

Préparation : 10 minutes.
105 Kcal/personne.

1 kg. de potiron / 2 petites pommes de terre / 4 cuillerées à soupe de lait en poudre / 1 lit. d'eau / Sel, poivre / Persil.

Eplucher et égrener le potiron. Laver et éplucher les pommes de terre. Couper le tout en morceaux.
Mettre dans une casserole avec l'eau. Faire cuire pendant 30 minutes à feu moyen. Passer au mixer.
Prélever 1/4 lit. du potage, y délayer le lait. Verser le tout dans une soupière.
Saupoudrer de persil haché.

Velouté de poireaux

Préparation : 15 minutes.
50 Kcal/personne.

2 poireaux / 2 oignons / 1 lit. d'eau / 1 cuillerée à soupe de lait en poudre / Sel, poivre.

Eplucher et laver les légumes. Les faire cuire à l'autocuiseur pendant 15 minutes à partir de la rotation de la soupape. Passer le mélange au mixer, saler et poivrer. Prélever 1/4 lit. de soupe, y délayer le lait en poudre. Reverser le mélange dans le reste du potage, tout en remuant.
Servir de suite.

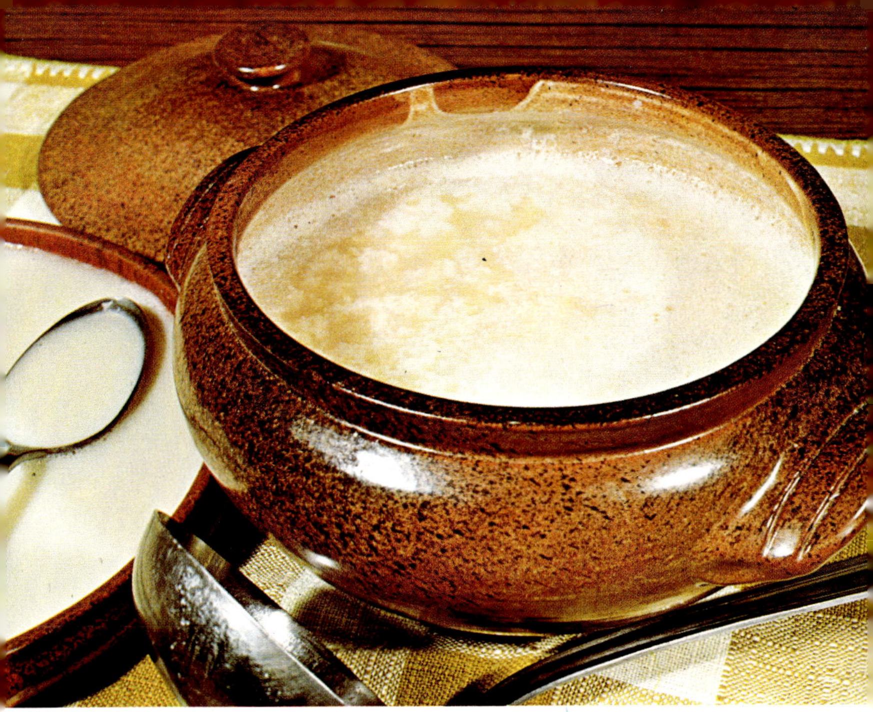

Le consommé aux œufs.

Le velouté aux poireaux.

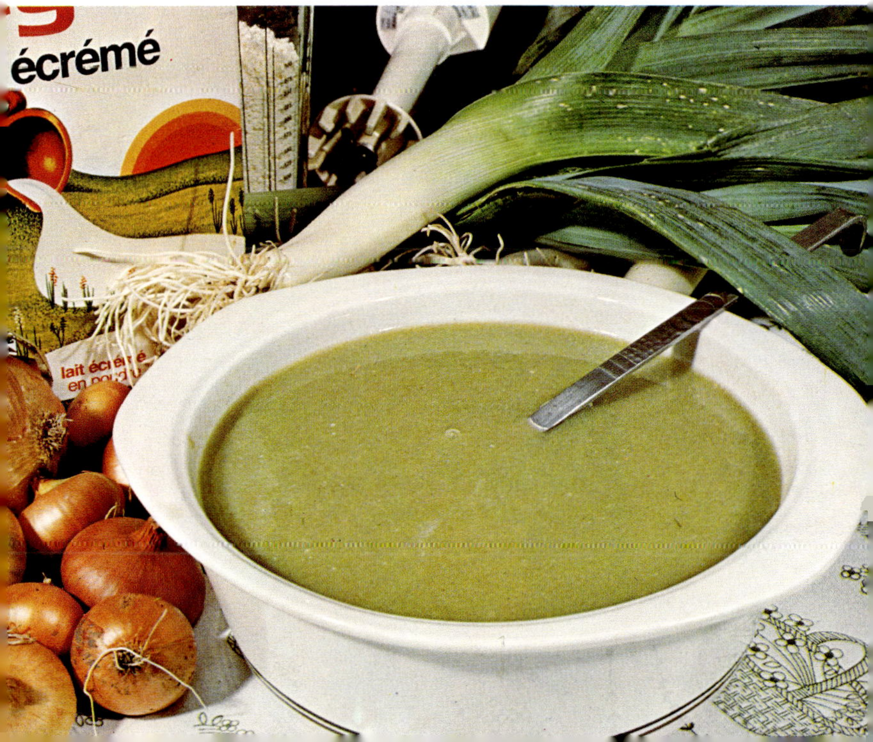

Salade colorée

Préparation : 15 minutes.
55 Kcal/personne.

1 bulbe de fenouil / 1 poivron vert / 2 betteraves rouges / 1 oignon / Quelques feuilles de laitue.

Laver et éplucher les légumes, sur un plat mettre le fenouil et le poivron coupés en lamelles, les betteraves rouges râpées crues.

Décorer avec quelques feuilles de laitue et des rondelles d'oignon.

Servir avec une sauce à base de yaourt.

Salade niçoise

Préparation : 25 minutes.
190 Kcal/personne.

200 g. de haricots verts / 2 tomates / 2 œufs durs / 100 g. de thon égoutté / 4 olives noires / 4 anchois au sel / 2 oignons / 1 poivron / Persil / Sauce vinaigrette (voir recette) / Quelques feuilles de salade.

Laver les légumes. Faire cuire les haricots verts et durcir les œufs. Découper ensuite les tomates en quartiers, les oignons en rondelles, le poivron en lamelles. Rincer les anchois et égoutter le thon.

Sur un plat, déposer harmonieusement les feuilles de salade et tous les ingrédients.

Décorer avec les olives et saupoudrer de persil haché. Napper avec la sauce vinaigrette.

Servir frais.

Salade de tomates surprise

Préparation : 10 minutes.
40 Kcal/personne.

4 tomates / 100 g. de maïs doux / 2 cœurs de palmier / Sel, poivre / Yaourt / Estragon.

Rincer et égoutter le maïs et les cœurs de palmier.

Laver et couper les tomates en quartiers.

Mettre les légumes dans une jatte en nappant avec le yaourt, sel et poivre.

Saupoudrer d'estragon haché frais.

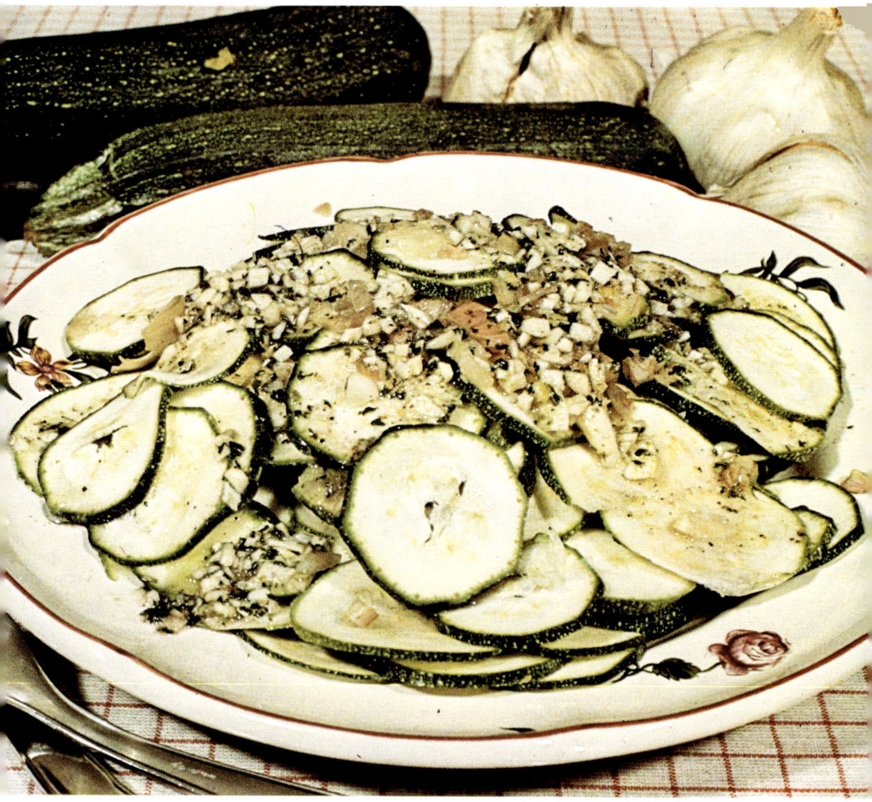

Salade de courgettes

Préparation : 10 minutes.
45 Kcal/personne.

2 petites courgettes / 1 oignon / 2 gousses d'ail / 4 cuillerées à soupe de sauce vinaigrette (voir recette).

Laver et couper les courgettes en fines rondelles. Ajouter l'oignon émincé et l'ail pilé, ainsi que la vinaigrette. Remuer.
Saupoudrer de persil haché.
Servir frais.

Betteraves rouges à l'orientale

Préparation : 10 minutes.
55 Kcal/personne.

400 g. de betteraves rouges cuites / 1 jus d'orange / 1 cuillerée à café de maïzena / 1/2 verre d'eau / Sel, poivre / Persil.

Délayer la maïzena, petit à petit dans l'eau. Mettre le mélange sur le feu jusqu'à épaississement. Hors du feu, saler et poivrer, ajouter le jus d'orange.

Assaisonner les betteraves rouges avec cette sauce. Avant de servir, saupoudrer de persil.

Champignons à la grecque

Préparation : 20 minutes.
70 Kcal/personne.

400 g. de champignons de Paris / 1 oignon / 1 jus de citron / 1/2 verre de vin blanc / 2 cuillerées à soupe de concentré de tomates / Ail, thym, coriandre, laurier / Sel, poivre / 1 verre d'eau / 1 cuillerée à soupe d'huile d'olive.

Mettre dans une casserole l'oignon émincé, le vin blanc, le thym, le coriandre, l'ail, l'eau, le laurier, le sel et le poivre. Porter à ébullition pendant 10 minutes.

Hors du feu, ajouter tout en remuant, le concentré de tomates et l'huile d'olive. Incorporer ensuite les champignons coupés en lamelles et arroser de jus de citron.

Laisser cuire doucement pendant 10 minutes. Oter le bouquet garni et laisser tiédir.

Cette préparation se sert tiède ou froide.

Champignons façon bulgare

Préparation : 15 minutes.
45 Kcal/personne.

300 g. de champignons de Paris / 1 jus de citron / 1 yaourt bulgare / 1 cuillerée à soupe de crème / 1 cuillerée à café de moutarde / Sel, poivre / Persil haché.

Nettoyer et laver les champignons. Les couper en fines lamelles, en les arrosant du jus de citron.

Préparer la sauce avec le yaourt, la crème, la moutarde, le sel, le poivre et le persil. Y ajouter les champignons.

Servir frais.

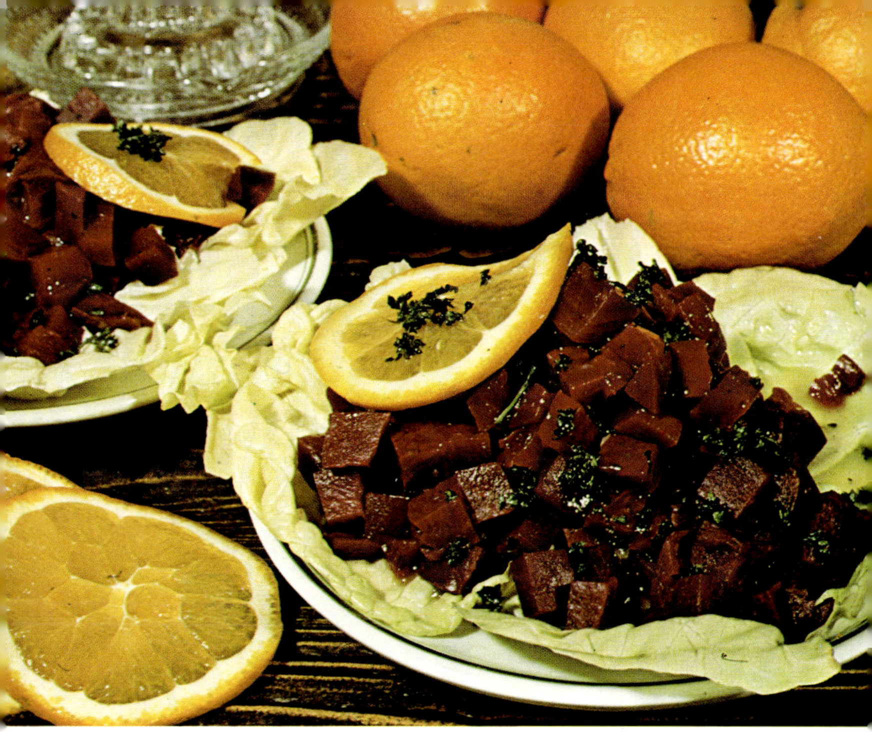

Les betteraves rouges à l'orientale.

Les champignons façon bulgare.

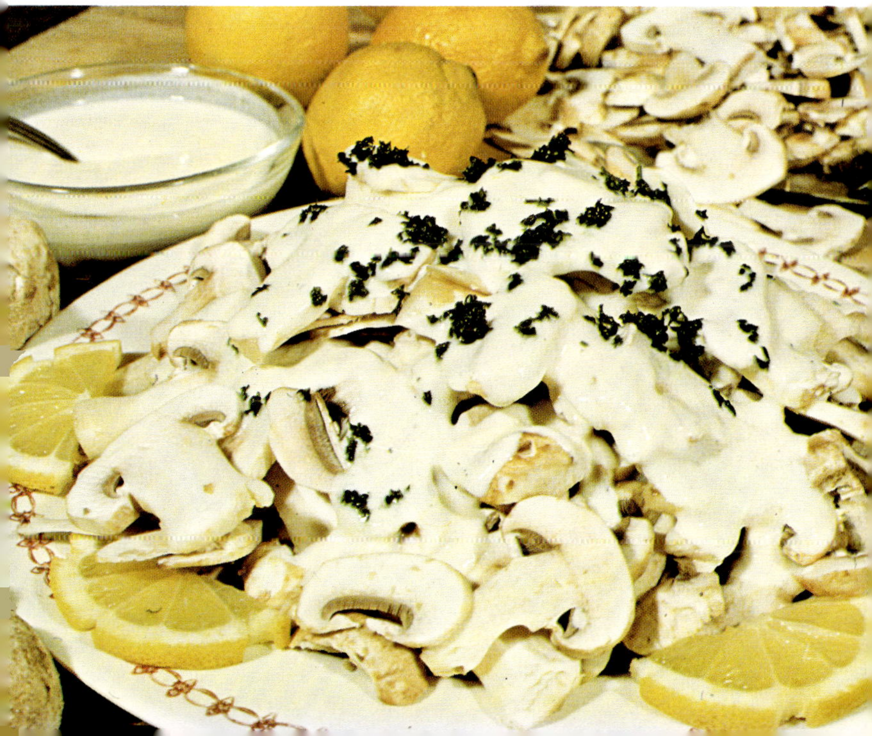

Poireaux à la moutarde

Préparation : 10 minutes.
40 Kcal/personne.

4 poireaux / 100 g. de fromage blanc à 0 % / 1 cuillerée à soupe de moutarde / 1 cuillerée à soupe de vinaigre / Sel, poivre / Estragon et persil haché.

Laver et faire cuire les poireaux. Préparer la sauce en mélangeant tous les ingrédients. Poser les poireaux sur un plat et napper avec la sauce.

Servir frais.

Avocats au thon

Préparation : 20 minutes.
200 Kcal/personne.

2 avocats / 1 petite boîte de thon au naturel / 1 yaourt / 1 jaune d'œuf / 1 cuillerée à soupe de moutarde / Sel, poivre / Paprika / Persil haché.

Couper les avocats en deux et retirer les amandes. Sortir la chair des avocats.

Mixer le thon, la moutarde, le yaourt, le jaune d'œuf, la chair des avocats, le sel et le poivre. Remettre le tout dans la peau des avocats.

Saupoudrer de persil haché et de paprika.

Servir très frais.

Carottes au citron

Préparation : 15 minutes.
40 Kcal/personne.

4 carottes moyennes / 1 jus de citron / 2 cuillerées à soupe d'eau / 1 cuillerée à soupe de yaourt / Sel, poivre / 4 gousses d'ail.

Laver et peler les carottes. Les râper finement. Faire une sauce, avec le citron, le yaourt, l'eau, le sel, le poivre et l'ail pilé. Mélanger le tout.

Servir frais.

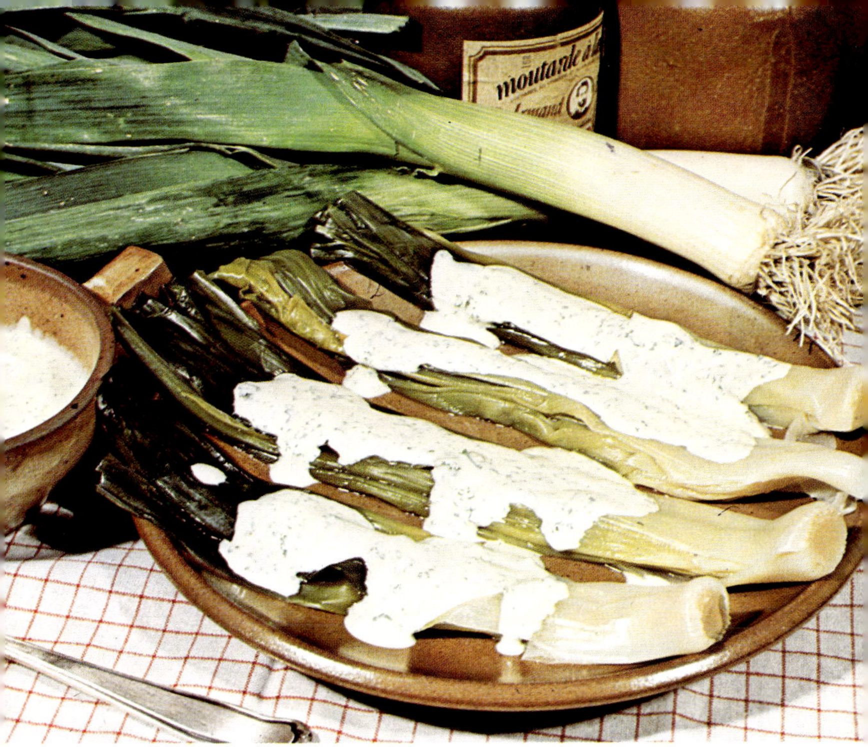

Les poireaux à la moutarde.

Les carottes au citron.

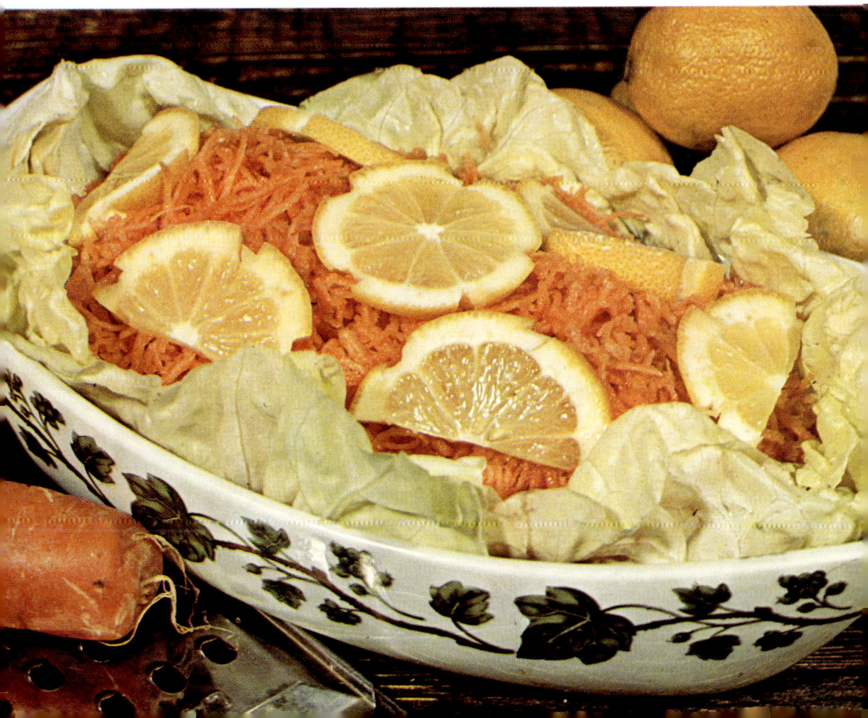

Concombres à la menthe

Préparation : 10 minutes.
25 Kcal/personne.

1 concombre / 1 yaourt / 1 cuillerée à soupe de moutarde / 2 feuilles de menthe fraîche / Sel, poivre.

Eplucher et couper les concombres en fines lamelles. Les faire dégorger dans un peu de gros sel.

Préparer la sauce en mélangeant le yaourt, la moutarde, le poivre et les feuilles de menthe hachées.

Mélanger les concombres à la sauce. Rectifier l'assaisonnement si nécessaire. Saupoudrer de persil.

Servir très frais.

Epinards au soja

Préparation : 20 minutes.
60 Kcal/personne.

200 g. d'épinards jeunes et frais / 2 petits oignons nouveaux / 1 jaune d'œuf / 2 cuillerées à soupe de sauce soja / 1 cuillerée à soupe d'huile / 2 cuillerées à soupe de vinaigre / 1 cuillerée à café de moutarde / Sel, poivre.

Nettoyer et laver soigneusement les épinards. Les faire égoutter.

Préparer la sauce dans un bol avec le jaune d'œuf, la moutarde, la sauce soja, le sel et le poivre. Ajouter peu à peu l'huile et les oignons hachés. Y mettre les épinards et remuer, sans écraser les épinards.

Terrine de courgettes

Préparation : 25 minutes.
140 Kcal/personne.

1 kg. de courgettes / 1 gros oignon / 2 gousses d'ail / 5 œufs / 1 cuillerée à soupe de maïzena / 1 cuillerée à soupe d'eau / Persil haché / Sel, poivre / 1 citron.

Faire dorer les courgettes coupées en rondelles et les oignons émincés, ajouter le sel, le poivre et l'ail pilé, laisser mijoter 20 minutes environ. Les faire égoutter.

Pendant ce temps battre les œufs, la maïzena, le persil haché et l'eau. Y ajouter les légumes égouttés. Bien mélanger. Mettre dans un moule à cake et faire cuire à four moyen pendant 35 minutes.

Démouler quand la préparation est froide. Servir avec une rondelle de citron.

Oeufs piperade

Préparation : 20 minutes.
190 Kcal/personne.

6 œufs / 1 tranche de jambon blanc dégraissé / 4 tomates / 1 poivron vert / 1 oignon / Sel, poivre / Persil / Ail.

Battre énergiquement les œufs avec le sel et le poivre.

Laver les légumes. Egrener le poivron et peler les tomates. Couper l'oignon en fines lamelles, les tomates en quartiers et le poivron en petites lanières.

Ajouter l'ail pilé et le jambon coupé en petits morceaux.

Faire mijoter le tout pendant 20 minutes environ. A ce moment verser dans la préparation les œufs battus. Faire cuire jusqu'à ce que l'œuf « prenne », saupoudrer de persil et servir de suite.

Oeufs au roquefort

Préparation : 25 minutes.
150 Kcal/personne.

6 œufs / 1 jus de citron / 1 cuillerée à soupe de moutarde / 1 yaourt nature / Persil haché / Sel, poivre / 1 tomate / 100 g. de roquefort / Quelques feuilles de salade / 1 pincée de paprika.

Faire durcir les œufs, les écaler et les couper en deux dans le sens de la longueur. Retirer les jaunes d'œufs, les écraser et les mélanger avec le jus du citron et la moutarde. Ajouter au mélange le roquefort, le sel, le poivre et le persil haché.

Farcir les œufs de ce mélange. Décorer les œufs alternativement avec le paprika, la tomate et quelques feuilles de salade.

Oeufs à la russe

Préparation : 25 minutes.
150 Kcal/personne.

6 œufs / 1 jus de citron / 1 cuillerée à soupe de moutarde / 1 yaourt nature / Persil haché / Sel, poivre / 4 olives noires / 4 filets d'anchois / Quelques feuilles de salade / 1 pincée de paprika.

Faire durcir les œufs, les écaler et les couper en deux dans le sens de la longueur. Retirer les jaunes d'œufs, les écraser et les mélanger avec le jus du citron et la moutarde. Ajouter au mélange les anchois pilés, le sel, le poivre et le persil haché.

Farcir les œufs de ce mélange. Décorer les œufs alternativement avec le paprika, les olives et quelques feuilles de salade.

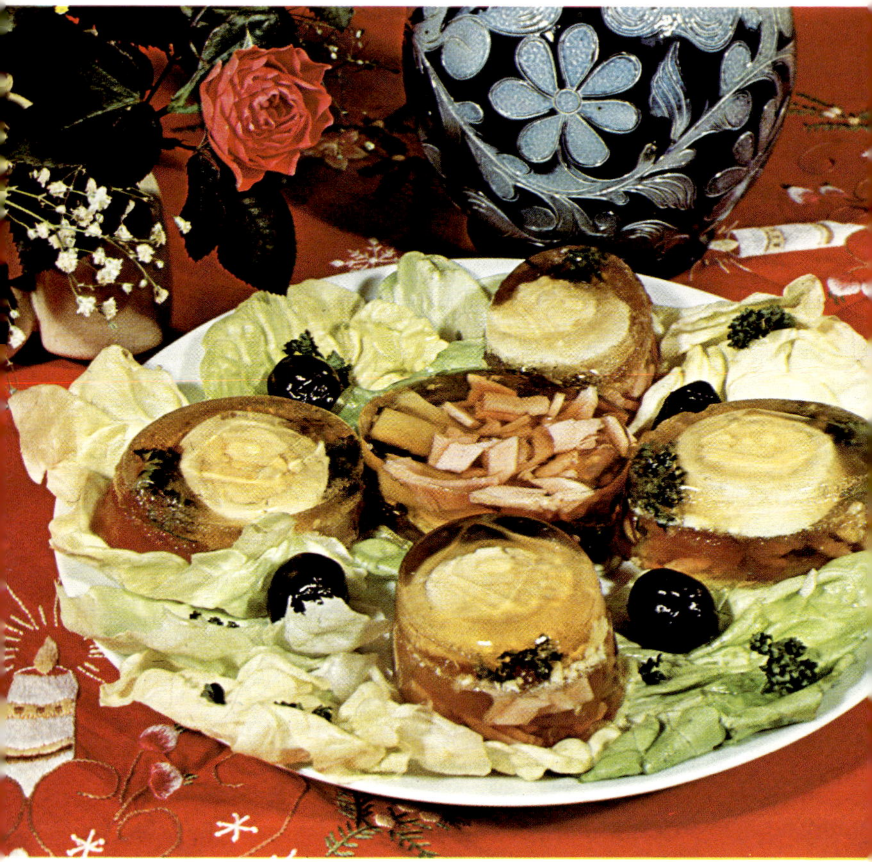

Aspics printaniers

Préparation : 35 minutes.
60 Kcal/personne.

1/2 lit. de gelée / 1 tomate / 2 cœurs d'artichauts / 1 tranche de jambon / Quelques pointes d'asperges / Quelques pointes de laitue.

Préparer la gelée, verser dans le fond des ramequins. Faire prendre au réfrigérateur. Disposer ensuite les pointes d'asperges et la tomate puis verser à nouveau une couche de gelée. Laisser prendre.

Ajouter le reste des ingrédients puis couvrir de gelée et mettre au frais.

Démouler sur un lit de laitue.

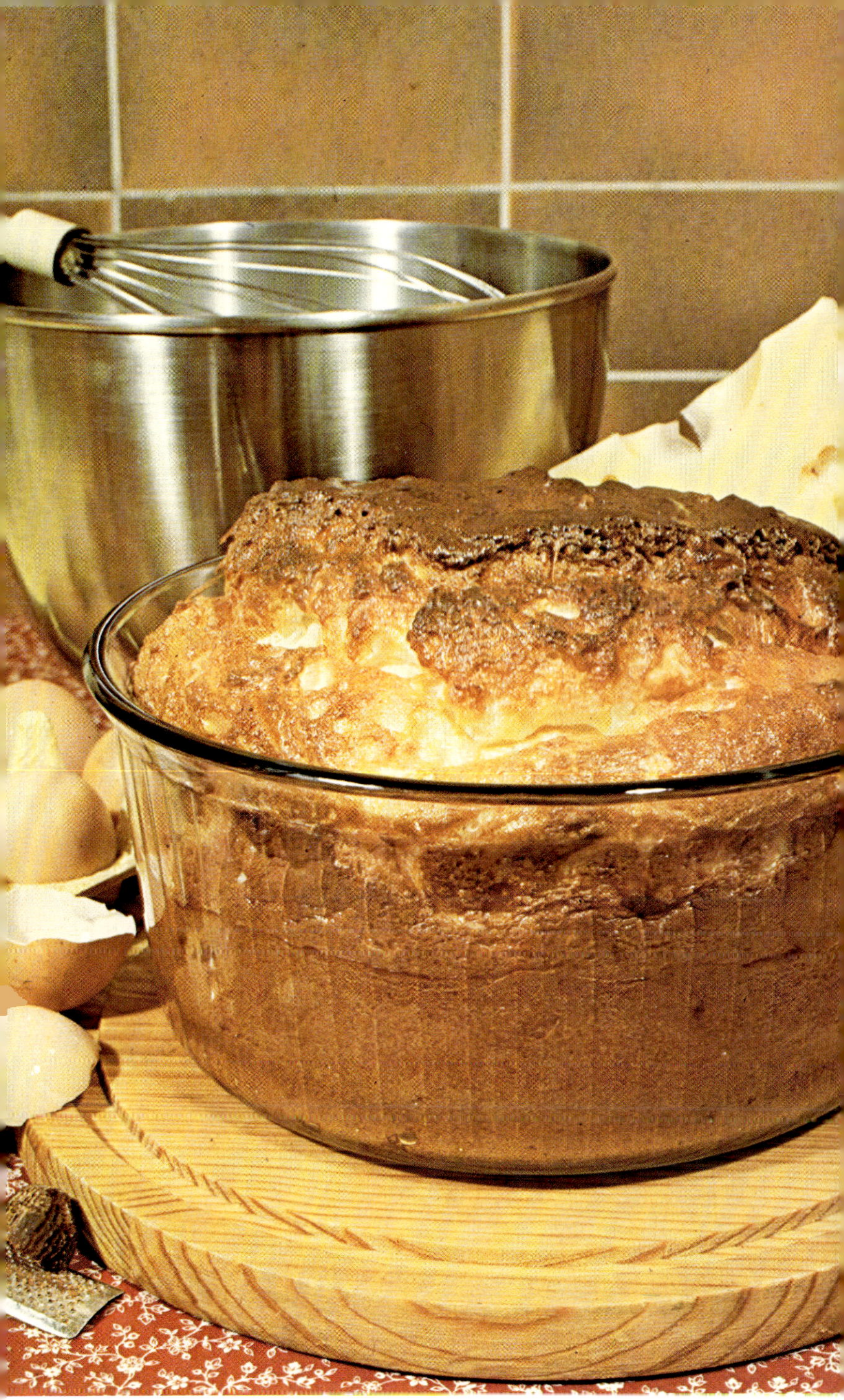

Le soufflé au fromage.

Soufflé au fromage

Préparation : 15 minutes.
200 Kcal/personne.

6 œufs / 200 g. de fromage blanc à 0 % / 60 g. de gruyère / Sel, poivre / Noix de muscade.

Mélanger le fromage blanc, les jaunes d'œufs, le gruyère. Saler et poivrer. Ajouter une pincée de noix de muscade.

Battre les blancs d'œufs en neige ferme, puis les incorporer délicatement au mélange.

Mettre dans un moule à soufflé à four chaud pendant 40 minutes.

Oeufs brouillés aux asperges

Préparation : 20 minutes.
205 Kcal/personne.

10 œufs / 1 petite boîte de têtes d'asperges / Sel, poivre / Persil.

Casser les œufs dans un plat et les battre énergiquement, saler et poivrer. Verser dans une casserole au bain-marie, continuer de tourner jusqu'à ce que les œufs commencent « à prendre ».

A ce moment ajouter les têtes d'asperges préalablement lavées et égouttées ainsi que le persil haché. Remettre quelques instants au bain-marie, retirer du feu avant que les œufs ne soient trop cuits.

Omelette aux champignons

Préparation : 10 minutes.
170 Kcal/personne.

8 œufs / 200 g. de champignons de Paris en boîte / Sel, poivre / Paprika / Persil haché / 3 cuillerées à soupe d'eau.

Casser les œufs dans un plat, ajouter l'eau, le sel, le poivre et le paprika. Battre le mélange énergiquement.

Verser les œufs dans une poêle à revêtement anti-adhésif et cuire à feu doux.

Dès que les œufs commencent à prendre sur les bords de la poêle, les ramener vers le centre avec une spatule en bois.

Etaler les champignons sur l'omelette presque cuite, juste avant de la faire glisser sur le plat en la faisant rouler sur elle-même.

Terrine de viande

Préparation : 20 minutes.
215 Kcal/personne.

500 g. de bœuf bouilli maigre / 500 g. de veau maigre / Sel, poivre / Noix de muscade / Echalotes / 1 verre à liqueur de cognac / 2 œufs / Persil haché.
Garniture : *Feuilles de laurier / Rondelles d'oignons / Tranches de citron.*

Hacher la viande et la mélanger avec les échalotes finement hachées, les œufs, le persil, le cognac, la noix de muscade. Saler et poivrer.
Mettre dans une terrine le mélange bien malaxé. Garnir le dessus de laurier, oignons, tranches de citron.
Mettre le couvercle et cuire à four chaud pendant 2 heures. Démouler et servir froid.

Cette recette est prévue pour 8 personnes.

Lapin en gelée

Préparation : 20 minutes.
240 Kcal/personne.

1 lapin de 1 kg. coupé en morceaux / 2 petits oignons / 2 carottes / Herbes de Provence / Thym, laurier, persil / Sel, poivre / 2 cuillerées à soupe de cognac / 3/4 lit. de bouillon de volaille.

Faire dorer les morceaux de lapin dans une cocotte. Ajouter les oignons et les carottes émincées. Saler et poivrer. Ajouter les herbes de Provence, le thym, le laurier, le persil, l'ail et le bouillon de volaille.
Fermer et laisser mijoter 1 heure 30 minutes puis laisser tiédir.
A ce moment désosser le lapin et le placer dans un moule. Tamiser le jus et y ajouter le cognac. Verser le tout sur le lapin. Mettre au frais, pour que le jus prenne en gelée.

Cette recette est prévue pour 6 personnes.

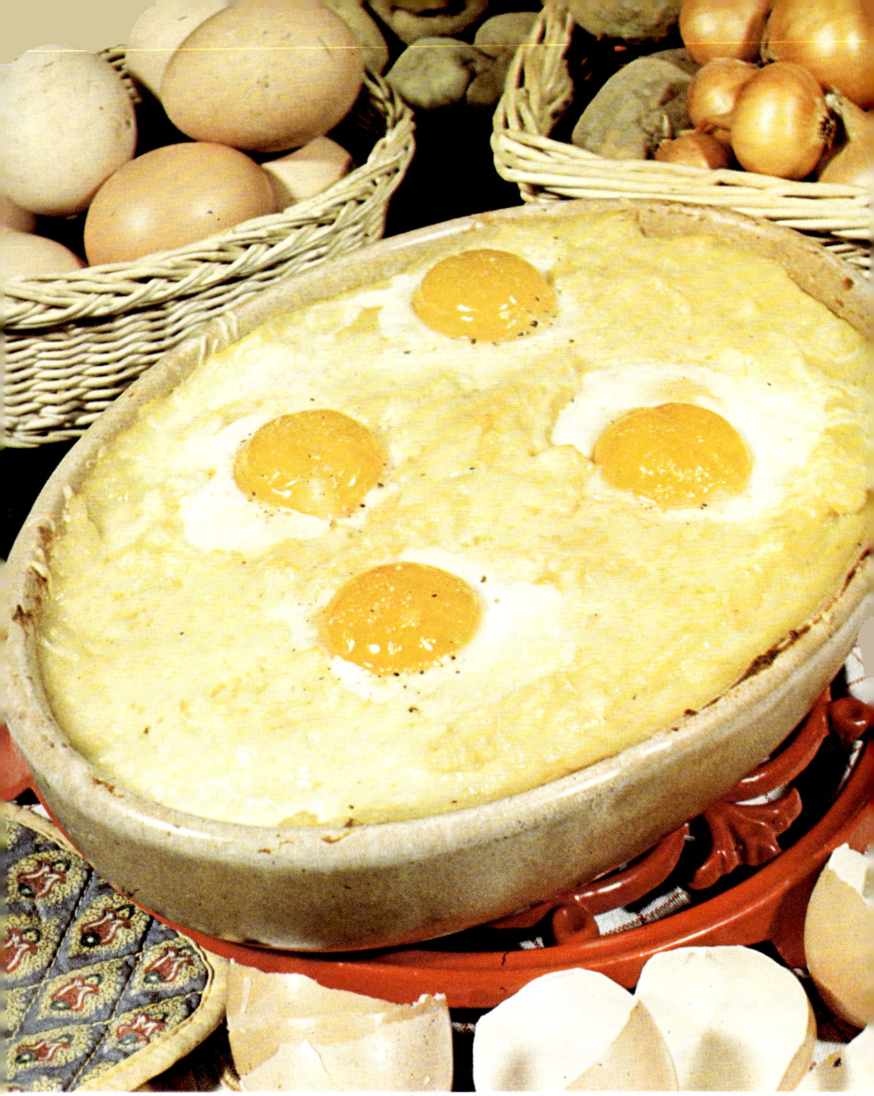

Oeufs au nid

Préparation : 30 minutes.
170 Kcal/personne.

4 œufs / 400 g. de mousse d'oignons (voir recette) / 30 g. de gruyère râpé / Sel, poivre.

Faire chauffer le four à chaleur moyenne (th. 7 ou 200°). Placer la mousse d'oignons dans un plat allant au four. Y creuser 4 cavités, y casser les œufs, saler et poivrer, saupoudrer de gruyère râpé, placer au four.

Faire cuire 10 minutes environ.

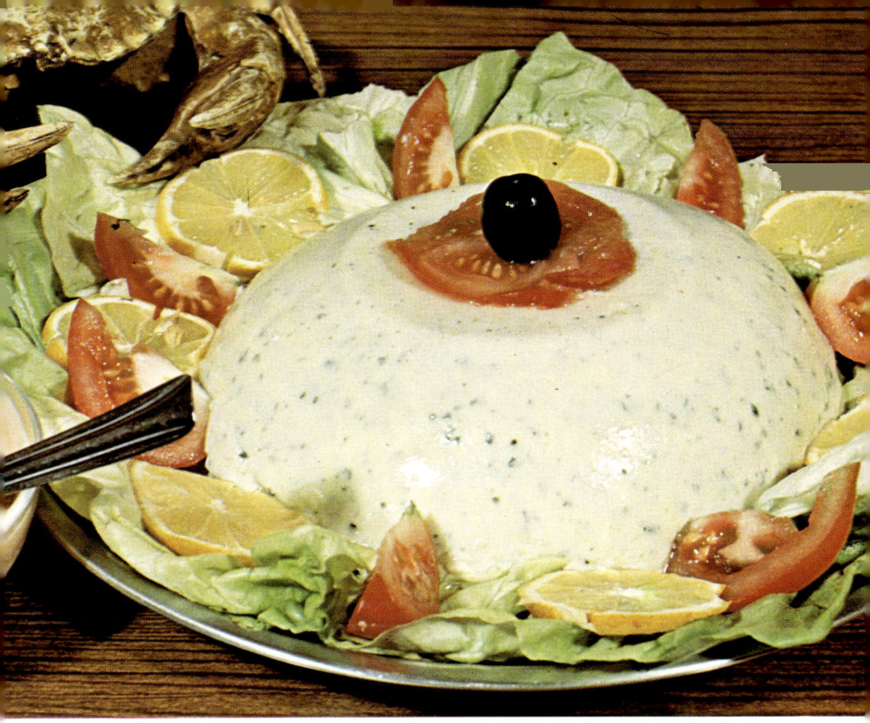

La mousse au crabe.

Les moules marinières.

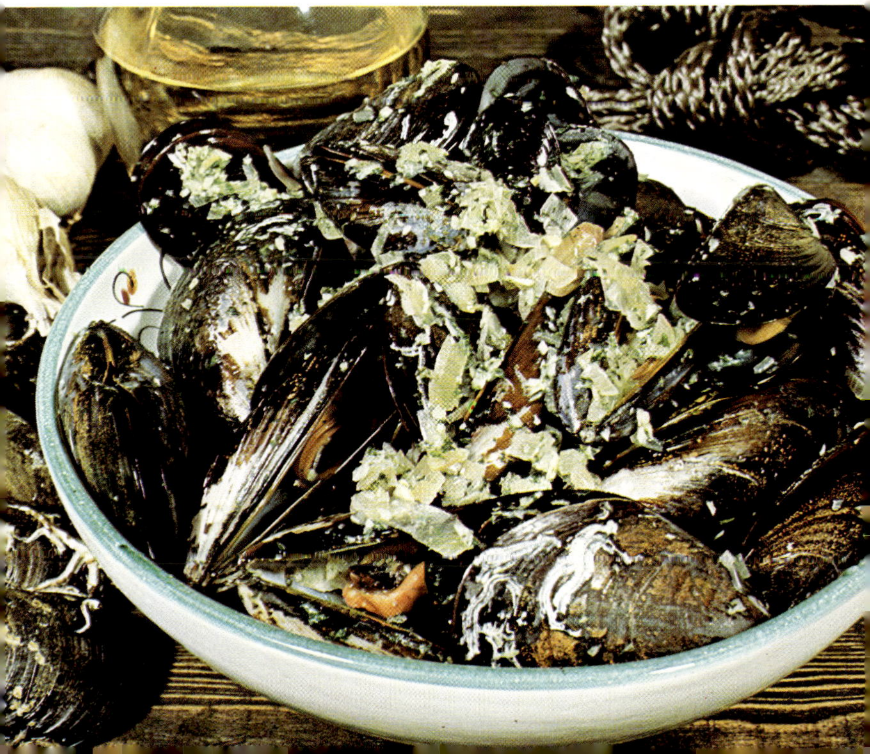

Mousse au crabe

Préparation : 30 minutes.
100 Kcal/personne.

200 g. de miettes de crabe au naturel / 100 g. de fromage blanc à 0 % / 1 verre à digestif de madère / 1 sachet de gelée / 3 cuillerées à soupe de crème / Sel, poivre / Paprika / Persil.

Préparer 1/4 lit. de gelée comme indiqué sur le mode d'emploi. Y ajouter le madère. Laisser tiédir.

Mixer les miettes de crabe, la moutarde, le fromage blanc. Ajouter sel, poivre, paprika et persil haché. Ajouter au mélange, la gelée tiédit et la crème fraîche.

Mettre dans un moule et faire prendre au réfrigérateur.

Démouler, servir frais.

Moules marinières

Préparation : 30 minutes.
90 Kcal/personne.

3 lit. de moules / 2 verres de vin blanc / 1 oignon / 2 échalotes / Sel, poivre / Persil.

Gratter et laver soigneusement les moules. Les verser dans un fait-tout. Couvrir et remettre sur un feu vif, pour faire ouvrir les moules (5 minutes).

Pendant ce temps, faire cuire dans le vin blanc, l'oignon et les échalotes. Saler et poivrer. Dès que l'oignon est transparent, verser le jus sur les moules. Secouer de temps en temps le fait-tout pour que les moules s'imprègnent du jus de la sauce. Saupoudrer de persil.

Servir dès que toutes les moules sont ouvertes.

Coquilles Saint-Jacques gratinées

Préparation : 15 minutes.
140 Kcal/personne.

8 coquilles Saint-Jacques / 100 g. de champignons émincés / 100 g. de crevettes décortiquées / 100 g. de moules décortiquées / 1/4 lit. de sauce blanche / 40 g. de fromage râpé / 1 jus de citron.

Retirer la noix et le corail des coquilles, les nettoyer et les arroser de jus de citron.

Faire cuire les champignons émincés sur feu moyen, jusqu'à évaporation de leur jus.

Placer les champignons, les moules, les crevettes dans les coquilles. Napper avec la sauce blanche et saupoudrer de gruyère.

Mettre à four moyen pendant 15 minutes.

Servir chaud.

Sandre en cocotte

Préparation : 15 minutes.
170 Kcal/personne.

4 filets de sandre de 150 g. chacun / 6 tomates / 1 verre de vin blanc / 1 oignon / Sel, poivre / Persil haché.

Laver et couper les tomates en quartiers. Les mettre dans une casserole avec les oignons émincés. Faire cuire sur feu doux pendant 15 minutes.

A ce moment, ajouter les filets de sandre et mouiller avec le vin blanc. Saler et poivrer. Laisser cuire doucement pendant 15 minutes.

Saupoudrer de persil et servir de suite.

Truites au bleu

Préparation : 20 minutes.
210 Kcal/personne.

4 truites d'environ 200 g. chacune / 1 citron / Persil.
Court-bouillon : *1 oignon / 1 clou de girofle / 1 carotte / Sel / Poivre en grains / 1 poireau / 1 clou de girofle / Coriandre.*

Préparer un court-bouillon en mettant à bouillir 2 lit. d'eau, la carotte coupée en rondelles, l'oignon piqué d'un clou de girofle, le poireau, le coriandre, le sel et les grains de poivre. Laisser bouillir 15 minutes.

Vider et laver les truites et les mettre aussitôt dans le court-bouillon. Faire pocher pendant 5 minutes (ne pas faire bouillir).

Présenter sur un plat décoré de persil et de quartiers de citron.

Truites en papillote

Préparation : 20 minutes.
150 Kcal/personne.

4 truites / 1 jus de citron / 3 échalotes / 1 gousse d'ail / Persil haché / Sel, poivre.

Vider et nettoyer les truites. Préparer une farce avec le jus de citron, les échalotes émincées, l'ail, le persil haché, le sel et le poivre. Farcir les truites.

Placer les truites dans une feuille d'aluminium. Prendre soin de bien refermer les papillotes. Mettre à four moyen pendant 30 minutes.

Servir dans la papillote.

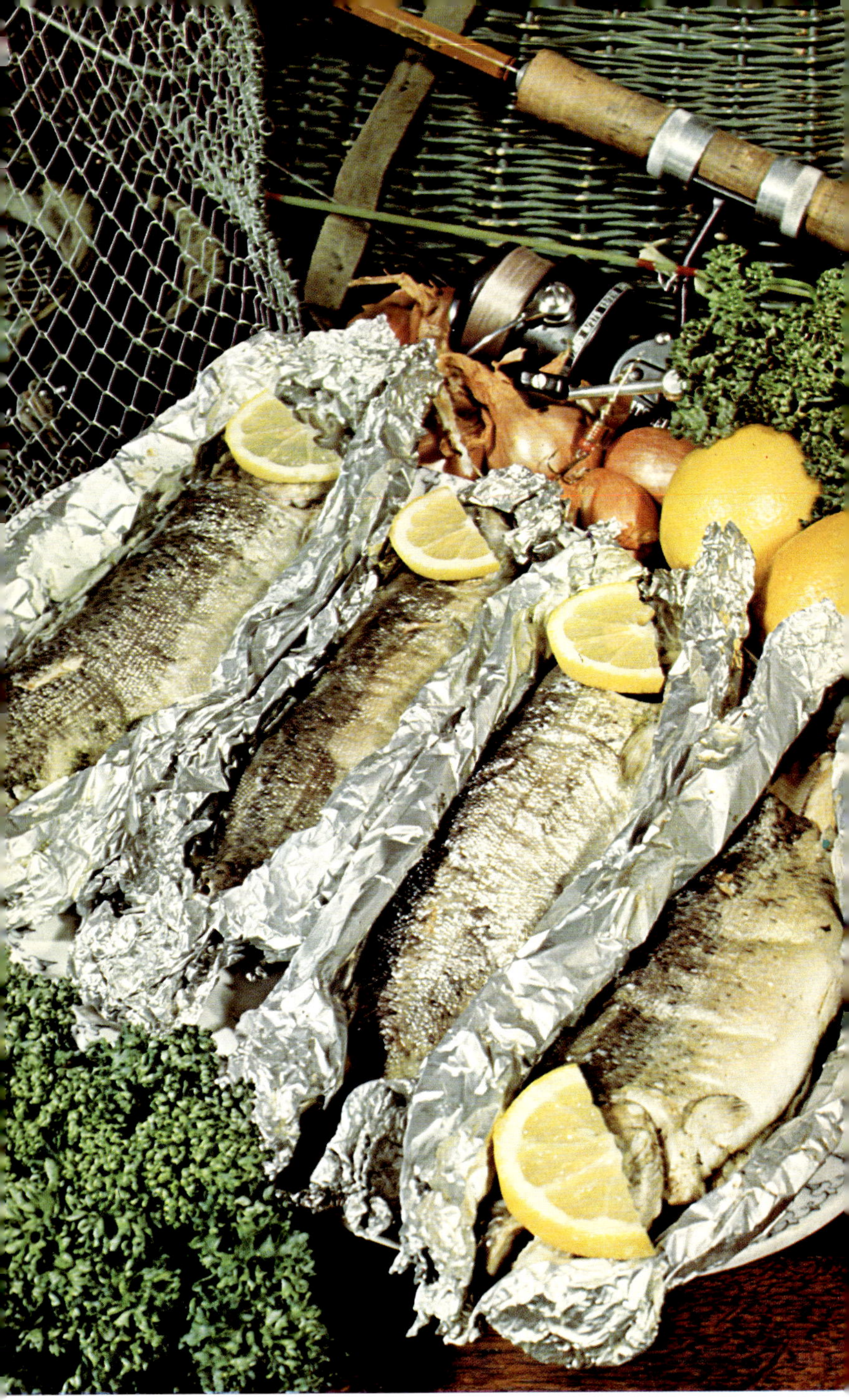

Les truites en papillote.

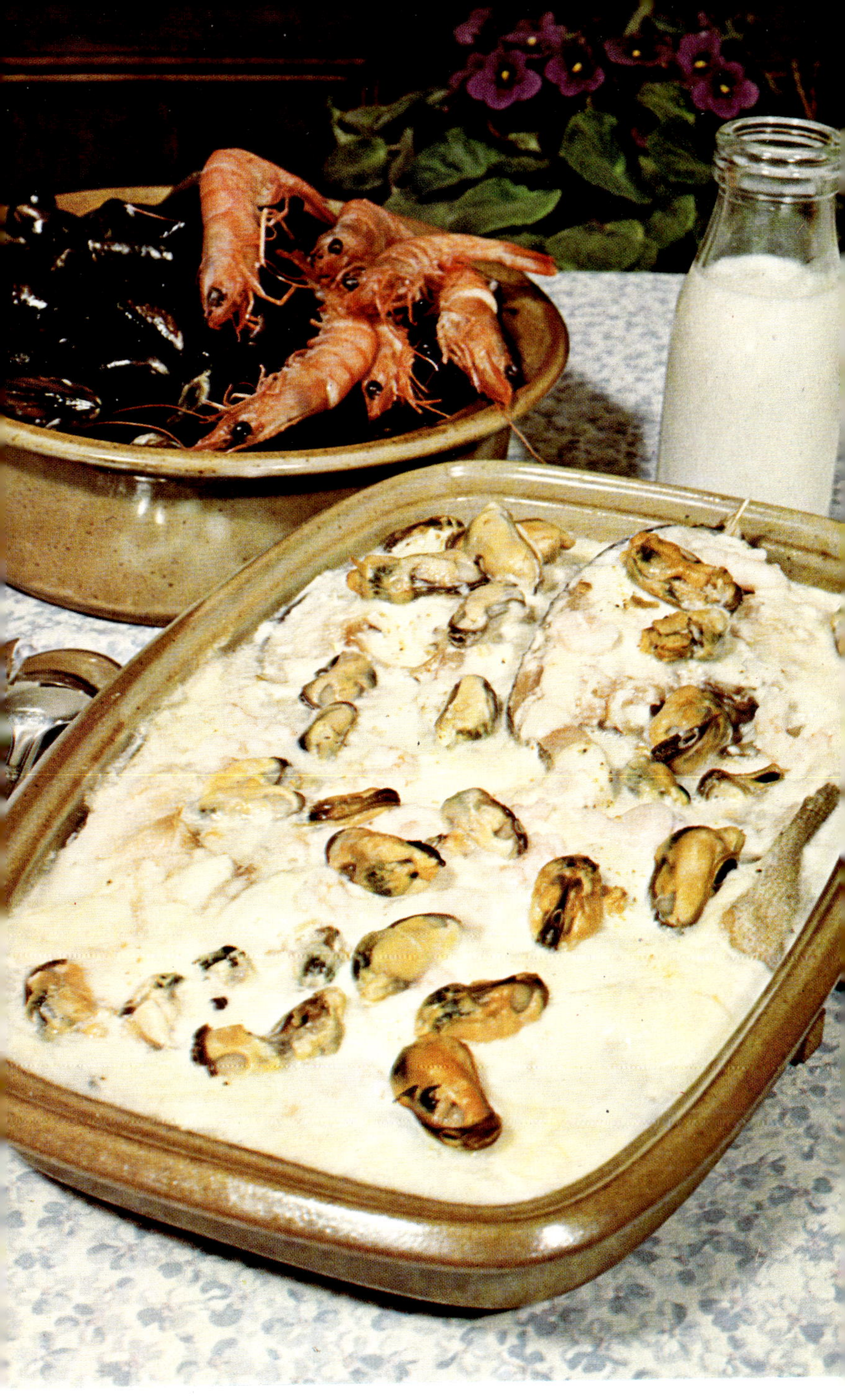

Le cabillaud sauce normande.

Poissons soufflés

Préparation : 20 minutes.

200 Kcal/personne.

400 g. de filets de poisson / 200 g. de fromage blanc à 0 % / 2 œufs / 40 g. de gruyère / Noix de muscade / Sel, poivre.

Couper les filets de poisson en deux. Disposer la moitié des filets dans le plat.

Mélanger le fromage blanc, les jaunes d'œufs, le gruyère râpé, le sel, le poivre et la noix de muscade. Incorporer au mélange les blancs d'œufs battus en neige.

Verser cette préparation sur les filets de poisson. Finir en posant le reste du poisson dans le plat. Mettre à four chaud pendant 30 minutes.

Cabillaud sauce normande

Préparation : 20 minutes.

220 Kcal/personne.

4 darnes de cabillaud de 150 g. / 100 g. de crevettes décortiquées / 150 g. de moules décortiquées / 1/5 lit. de crème à 10 % (voir recette) / Sel, poivre / 15 g. de maïzena / 1 cuillerée à soupe de fumet de poisson.

Faire chauffer la crème à 10 % après y avoir dilué la maïzena et le fumet de poisson. Lorsque la maïzena a épaissie, la retirer du feu. Saler et poivrer.

Mettre les darnes de cabillaud dans un plat allant au four, napper avec cette sauce. Faire cuire à four moyen pendant 10 minutes.

Ajouter les crevettes et les moules, puis remettre au four pendant 5 minutes.

Lotte à l'armoricaine

Préparation : 20 minutes.

170 Kcal/personne.

4 morceaux de lotte de 150 g. / 2 cuillerées à soupe de bisque de homard / 2 tomates / 1 cuillerée à soupe de concentré de tomates / 1 verre de vin blanc / 2 gousses d'ail / 1 oignon / Sel, poivre / 1 pointe de piment.

Verser dans une casserole le vin blanc, le concentré de tomates, la bisque de homard. Mettre sur feu doux. Ajouter l'ail écrasé, l'oignon émincé, le sel, le poivre et la pointe de piment.

Laisser mijoter pendant 20 minutes.

Ajouter alors les morceaux de poisson.

Faire cuire 15 minutes environ.

Thon en matelote

Préparation : 25 minutes.
230 Kcal/personne.

4 darnes de thon de 100 g. chacune / 6 gousses d'ail / 2 oignons / 1 verre de vin rouge / Thym, romarin / Sel, poivre / 8 tomates / Persil haché.

Laver et éplucher les tomates. Les couper en morceaux et les mettre dans une casserole sur feu doux. Ajouter les oignons coupés en rondelles, l'ail, le thym, le romarin, le sel et le poivre ; laisser mijoter 20 minutes.

Pendant ce temps placer le thon dans un plat allant au four. Napper de cette sauce.

Faire cuire à four moyen pendant 25 à 30 minutes.

Daurade au fenouil

Préparation : 10 minutes.
165 Kcal/personne.

1 kg. de daurade vidée / 2 tomates / 1 fenouil / 1 oignon / 2 gousses d'ail / 1 feuille de laurier / Estragon / 1 jus de citron / Sel, poivre / 1 verre de vin blanc.

Placer la daurade entière, préalablement écaillée, dans un plat. Ajouter les tomates coupées en rondelles, le fenouil coupé en petites lamelles, l'oignon émincé, l'ail pilé, une feuille de laurier, une branche d'estragon frais, le jus de citron. Saler et poivrer.

Mettre à four chaud (th. 200°) pendant 45 minutes.

Déglacer avec un verre de vin blanc au cours de la cuisson.

Filets de sole à l'oseille

Préparation : 15 minutes.
105 Kcal/personne.

4 filets de sole de 150 g. chacun / 2 citrons / Oseille / 1 cuillerée à soupe d'huile / Sel, poivre.

Bien laver et essuyer les filets de poisson.

Mariner les filets dans le jus de citron et l'oseille hachée pendant 2 heures. Egoutter le poisson.

Le badigeonner d'huile sur les deux côtés. Saler et poivrer. Faire cuire sur un gril bien chaud 4 minutes de chaque côté.

Servir, en arrosant avec le jus de la marinade.

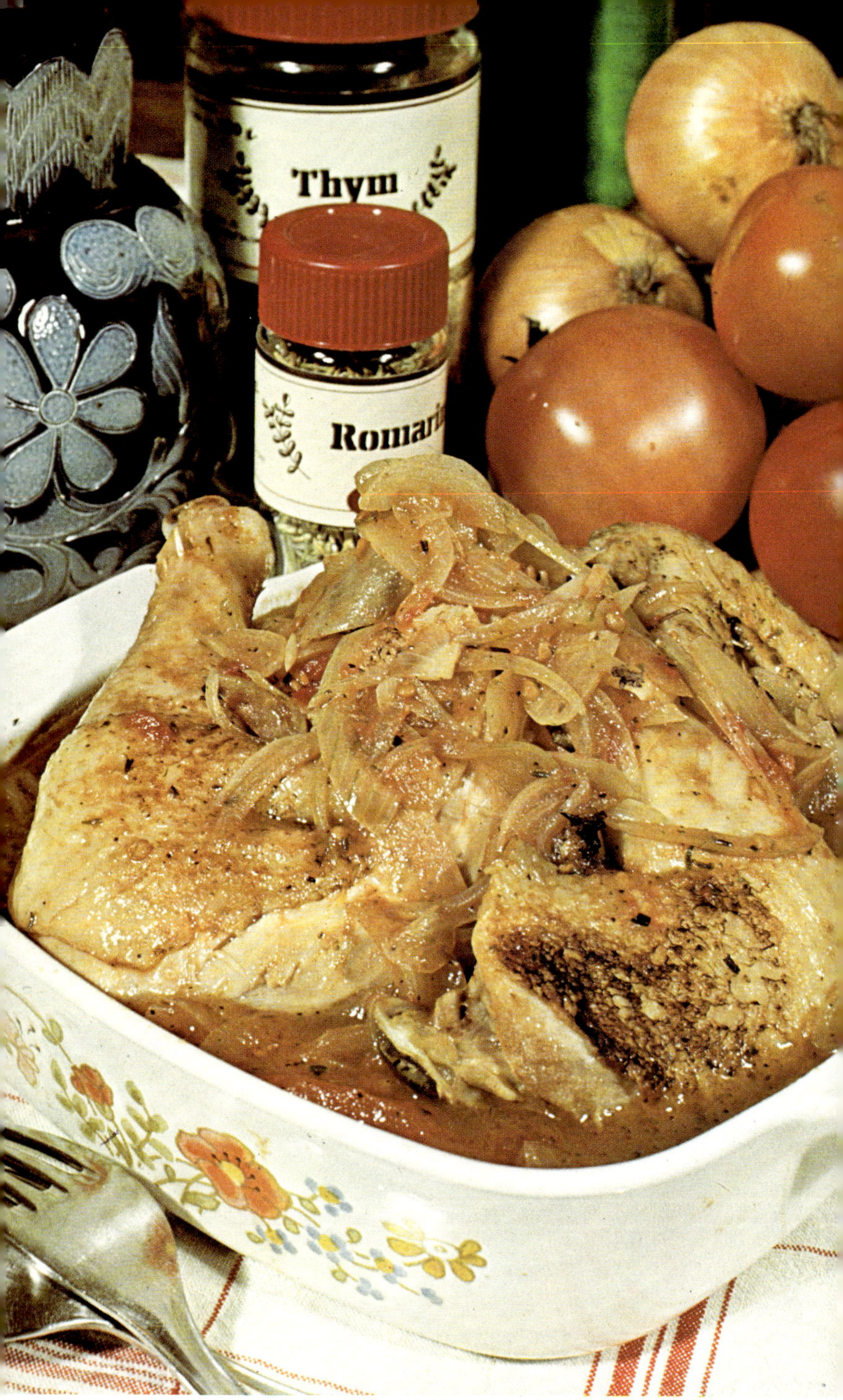

Le poulet à la cocotte.

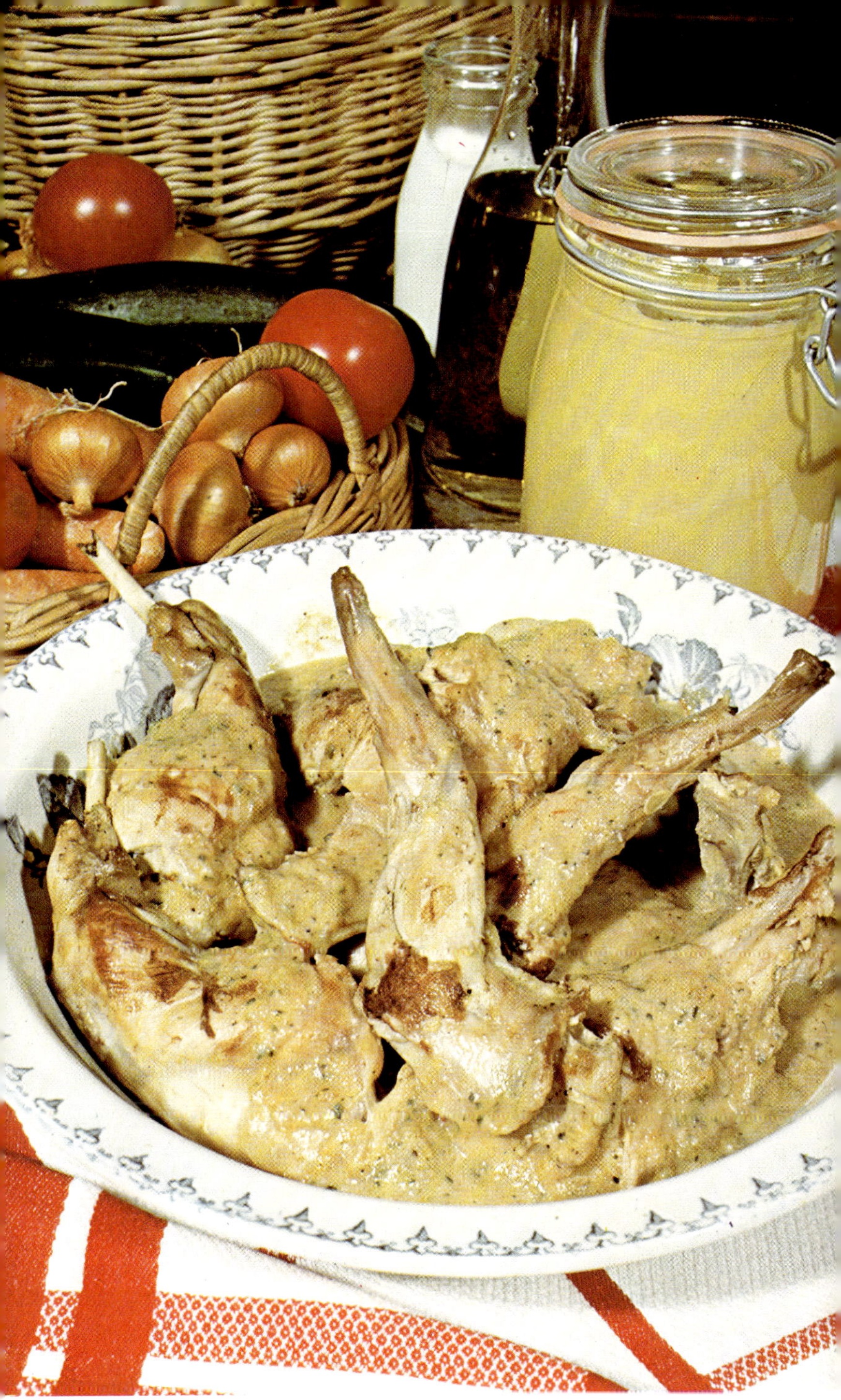

Le lapin à la moutarde.

Poulet à la cocotte

Préparation : 20 minutes.
300 Kcal/personne.

1 poulet de 1,200 kg. environ / 5 tomates / 1 cuillerée à soupe de concentré de tomates / 2 oignons / Sel, poivre / Thym, romarin / 1 verre de vin blanc.

Découper le poulet et faire dorer les morceaux dans un cocotte. Y ajouter l'oignon émincé, les tomates, le thym, le romarin, le sel et le poivre.

Laisser mijoter 20 minutes. A ce moment, mettre le concentré de tomates et le vin blanc. Laisser mijoter encore 25 minutes.

Poulet à l'ail

Préparation : 10 minutes.
280 Kcal/personne.

1 poulet de 1,200 kg. environ / 10 gousses d'ail / Estragon / Sel, poivre / 1 cuillerée à soupe de crème fraîche / 1 verre de vin blanc.

Mettre le poulet dans la rôtissoire, en incisant la peau, ce qui permet l'écoulement de la graisse. Après 20 minutes de cuisson, jeter la graisse écoulée sur la lèchefrite.

Ajouter les gousses d'ail non pelées et une branche d'estragon. Dès que l'ail commence à dorer, déglacer au vin blanc. Saler et poivrer.

Juste avant de servir, peler l'ail et l'écraser dans le jus. Ajouter ensuite la cuillère à soupe de crème. Découper le poulet en quatre et servir.

Pintade à l'estragon

Préparation : 20 minutes.
235 Kcal/personne.

1 pintade de 1 kg. environ / 1 fromage blanc à 0 % / 4 gousses d'ail / Estragon / Sel, poivre.

Mélanger le fromage blanc, l'ail pilé, l'estragon, le sel et le poivre.

Farcir la pintade avec cette farce. Mettre à four chaud, pendant 1 heure environ. Dès que la pintade est dorée, déglacer avec 1 verre d'eau.

Pendant la cuisson, arroser de temps en temps avec le jus ainsi obtenu.

Lapin à la moutarde

Préparation : 20 minutes.
260 Kcal/personne.

1 lapin de 1 kg. / 1 carotte / 3 oignons / 1 courgette / 4 tomates / 1 cuillerée à soupe de crème fraîche / 3 cuillerées à soupe de moutarde / 1 verre de vin blanc.

Découper le lapin en 6 morceaux. Le tartiner de moutarde et le faire revenir sans laisser brûler la moutarde. Ajouter les oignons émincés, la carotte, la courgette et les tomates.

Laisser cuire 10 minutes, puir déglacer avec le vin blanc et un verre d'eau. Couvrir et laisser mijoter pendant 1 heure environ.

Retirer les morceaux de lapin. Mixer le jus et ajouter la cuillerée de crème fraîche. Napper la viande de cette sauce.

Cette recette est prévue pour 6 personnes.

Lapin au cognac

Préparation : 15 minutes.
310 Kcal/personne.

1 lapin d'1 kg. / 1 verre de vin blanc / 4 gousses d'ail / 1 verre à liqueur de cognac / 1 cuillerée à soupe d'estragon haché / Sel, poivre.

Découper le lapin. Mettre les morceaux à dorer dans une cocotte. Ajouter sel et poivre et les gousses d'ail entières.

Verser le cognac et mouiller avec le vin blanc. Laisser mijoter pendant 45 minutes.

Avant de servir, saupoudrer d'estragon haché.

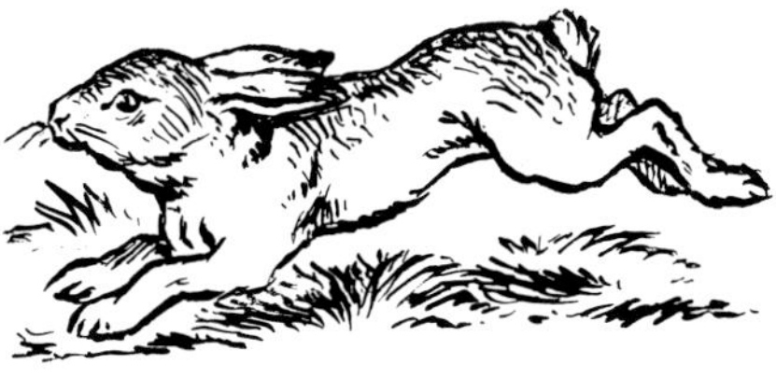

Civet de lièvre

Préparation : 30 minutes.
210 Kcal/personne.

1 lièvre / 20 g. de maïzena / Sel.
Marinade : *1/2 lit. de vin rouge / 1/2 lit. d'eau / 2 oignons piqués de clous de girofle / 1 carotte / Poivre en grains / 2 feuilles de laurier / 1 cuillerée à soupe de crème fraîche.*

Faire mariner le lièvre coupé en morceaux pendant 24 heures.
Sortir la viande de la marinade et la faire égoutter.
Mettre les morceaux de lièvre à dorer dans une casserole.
Ajouter ensuite la marinade et les légumes. Faire mijoter pendant 2 heures environ.
Délayer la maïzena et l'ajouter au jus de cuisson. Laisser épaissir.
Retirer les clous de girofle et le laurier de la sauce. Mixer la sauce. Rectifier l'assaisonnement si nécessaire.
Avant de servir, ajouter la crème fraîche.

Cette recette est prévue pour 6 personnes.

Selles de chevreuil chasseur

Préparation : 25 minutes.
265 Kcal/personne.

4 tranches de chevreuil de 150 g. chacune / 1 lit. de marinade / 20 g. de maïzena / 2 tomates / 100 g. de fromage blanc à 0 % / 200 g. de champignons / Sel.
Marinade (à faire 24 heures avant) :
1/2 lit. de vin blanc / 1/2 lit. d'eau / 1 carotte / 1 navet / 1 oignon émincé / Laurier / Poivre concassé.

Faire mariner le chevreuil pendant 24 heures.
Sortir la viande de la marinade et la faire égoutter. Mettre le chevreuil à dorer dans une casserole. Puis ajouter la marinade.
Faire cuire pendant 2 heures sur feu doux. Ajouter ensuite les champignons émincés, laisser encore cuire 15 minutes sur le feu. Rectifier l'assaisonnement, puis mettre la maïzena et faire épaissir le jus de cuisson.
Avant de servir, y verser petit à petit, en remuant, le fromage blanc.

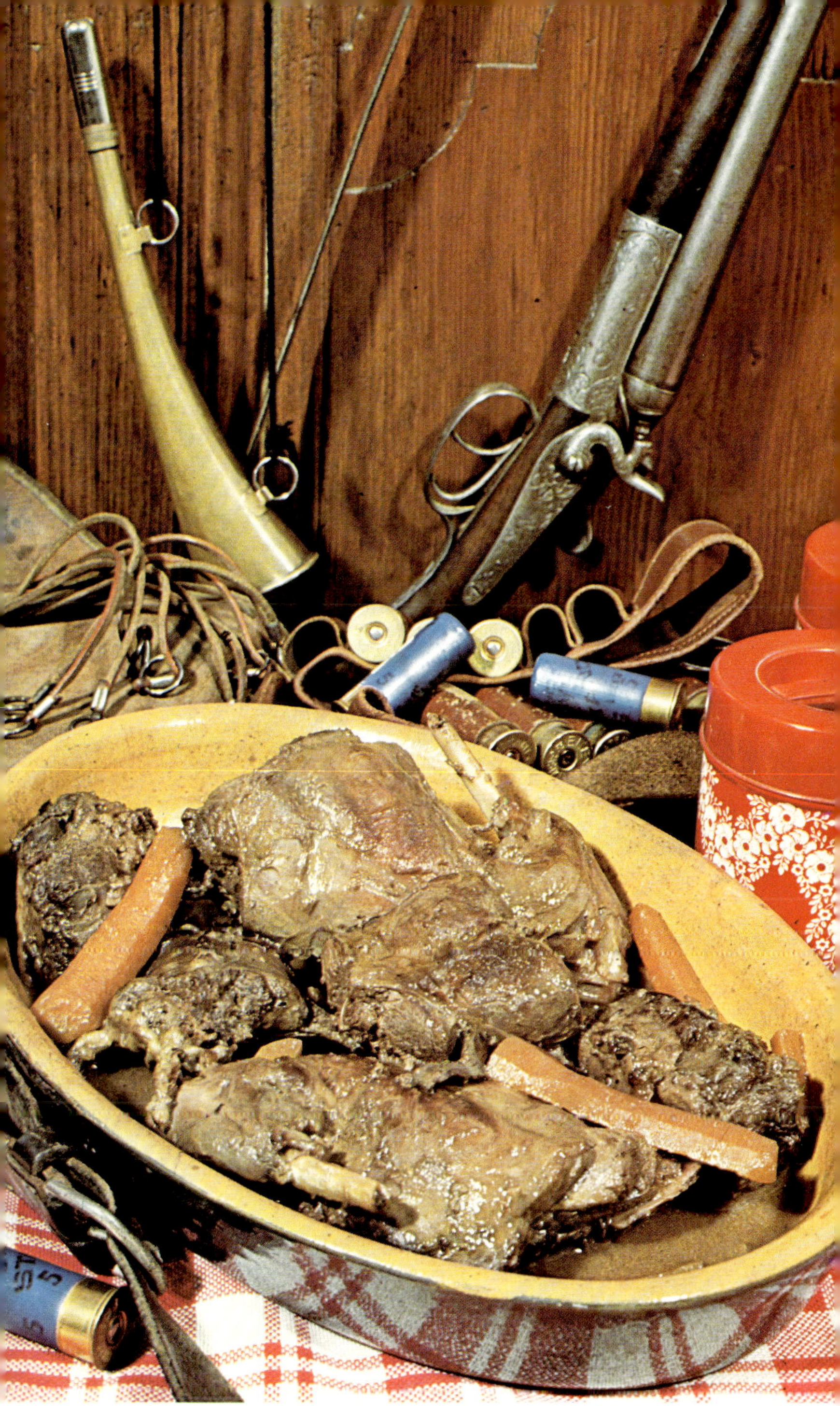

Le çivet de lièvre.

Ris de veau au curry

Préparation : 30 minutes.
150 Kcal/personne.

4 ris de veau de 130 g. chacun / 1 carotte / 2 tomates / 1 oignon / 1 cuillerée à café de maïzena / Sel, poivre / 1 verre de vin blanc / Curry.

Bien préparer les ris de veau, en les lavant plusieurs fois à l'eau froide.

Les mettre à pocher dans une casserole avec 2 lit. d'eau, pendant 10 minutes environ. Les faire égoutter et enlever le gras, les peaux et le cartilage.

Pendant ce temps, mettre dans une casserole, carotte, oignon, tomates, sel, poivre et laurier. Faire mijoter et ajouter les ris de veau. Mouiller avec 1 verre d'eau et 1 verre de vin blanc.

Laisser mijoter pendant 1 heure 30 minutes. Retirer les ris de veau. Mixer la sauce et ajouter la maïzena. Faire épaissir. Ajouter le curry et servir chaud.

Rognon de veau au madère

Préparation : 20 minutes.
165 Kcal/personne.

400 g. de rognons de veau / 1/4 lit. de lait écrémé liquide / 1 petit verre de madère / Sel, poivre / Persil haché.

Faire tremper les rognons nettoyés pendant 1 heure au moins. Les égoutter et les faire sauter dans une poêle.

Ajouter les oignons finement hachés, le sel, le poivre. Cuire 10 minutes. Verser le madère. Laisser bouillir et servir très chaud.

Foie de veau en papillote

Préparation : 10 minutes.
183 Kcal/personne.

4 tranches de foie de 130 g. chacune / 4 échalotes / 1 jus de citron / Sel, poivre / Curry.

Placer chaque tranche de foie dans une feuille de papier aluminium. Saler et poivrer. Saupoudrer avec les échalotes finement hachées et le curry. Fermer soigneusement la papillote. Mettre à four chaud pendant 20 minutes.

Servir dans la papillote.

Langue de bœuf à l'italienne

Préparation : 15 minutes.
235 Kcal/personne.

400 g. de langue / 8 tomates / 4 gousses d'ail / 1 oignon / 1 feuille de laurier / Sel, poivre / Origan.

Faire cuire la langue à l'autocuiseur pendant 45 minutes environ. La peler encore chaude.

Préparer un coulis de tomate.

Couper la langue en tranches et napper avec le coulis. Mettre 10 minutes à four chaud. Saupoudrer de persil.

Cœur braisé

Préparation : 15 minutes.
175 Kcal/personne.

4 tranches de cœur de bœuf / 2 oignons / 1 verre de vin rouge / 1 verre d'eau / 4 tomates / Sel, poivre.

Laver le cœur soigneusement avec beaucoup d'eau. Puis retirer les membranes, la graisse et les veines. Mettre à dorer dans une cocotte.

Couper les tomates en quartiers, les oignons en lamelles. Placer le tout dans la cocotte avec le sel, le poivre, l'eau et le vin rouge.

Couvrir et laisser mijoter pendant 40 minutes environ.

Foie aux oignons

Préparation : 15 minutes.
190 Kcal/personne.

4 tranches de foie de génisse de 120 g. chacune / 2 oignons / 1 verre de vin blanc / Sel, poivre.

Faire griller le foie dans une poêle. Le retirer à mi-cuisson, y mettre les oignons et le vin blanc. Faire cuire 10 minutes.

Ajouter le foie et finir la cuisson.

Escalopes de veau façon cordon bleu

Préparation : 15 minutes.
205 Kcal/personne.

4 escalopes de 100 g. chacune / 1 tranche de jambon blanc / 60 g. de gruyère râpé / Sel, poivre.

Saler et poivrer les escalopes. Mettre sur chaque escalope un morceau de jambon et le gruyère râpé, les plier en deux.

Faire griller dans une poêle à revêtement anti-adhésif. Sortir la viande dès qu'elle est grillée et déglacer la poêle.

Mettre le tout dans un plat allant au four. Cuire à four moyen pendant 10 minutes. Servir de suite.

Longe de veau printanière

Préparation : 20 minutes.
260 Kcal/personne.

800 g. de longe de veau / 2 carottes / 200 g. de haricots verts / 1 oignon / Sel, poivre / 1 cuillerée à soupe de crème.

Faire cuire la longe à four chaud après l'avoir ficelée. Après 20 minutes de cuisson, saler et ajouter les légumes, ainsi qu'un verre d'eau.

Après 1 heure de cuisson, retirer la viande, déglacer le plat avec 1/2 verre d'eau et la crème. Faire bouillir et si nécessaire rectifier l'assaisionnement.

Avant de servir, saupoudrer de persil.

Blanquette de veau

Préparation : 15 minutes.
200 Kcal/personne.

500 g. d'épaule de veau / 100 g. de fromage blanc / 1 jaune d'œuf / 2 carottes / 200 g. de champignons / 1 navet / 1 oignon / Bouquet garni / Sel, poivre.

Mettre les morceaux de viande, les carottes coupées ainsi que le navet coupé en morceaux, l'oignon, le sel, le poivre et le bouquet garni dans un casserole. Couvrir d'eau et laisser mijoter pendant 1 heure.

A ce moment ajouter les champignons coupés en lamelles. Laisser cuire encore 15 minutes.

Passer le bouillon. Prendre les légumes, sauf les champignons et les mixer avec le fromage blanc et le jaune d'œuf. Ajouter les champignons à la sauce et en napper la viande. Si nécessaire la réchauffer au bain-marie.

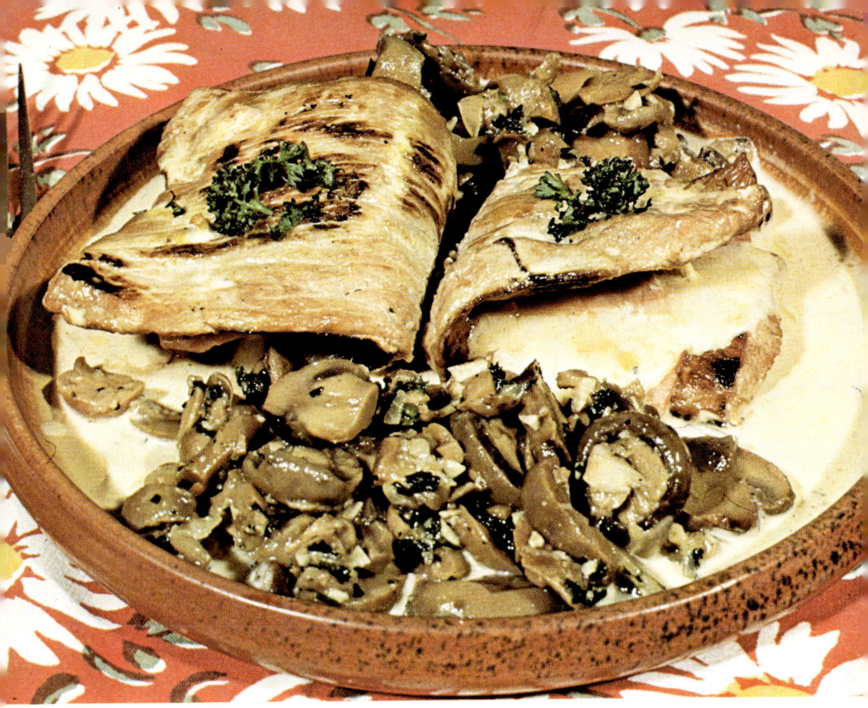

Les escalopes de veau façon cordon bleu.

La blanquette de veau.

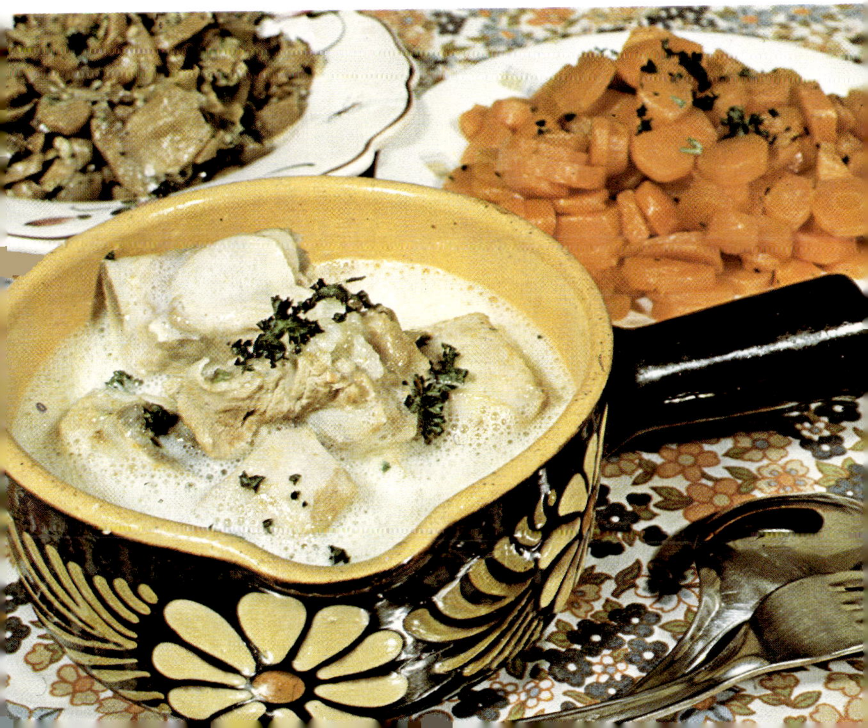

Steaks hachés à la jurassienne

Préparation : 30 minutes.
270 Kcal/personne.

400 g. de bœuf haché / 1 œuf / 1 oignon / 40 g. de gruyère râpé / 1 gousse d'ail / 1 cuillerée à soupe de moutarde / Sel, poivre / Thym, persil / Paprika.

Mélanger la viande hachée, l'œuf, l'oignon finement haché, l'ail pilé. Ajouter le sel, le poivre, le persil haché et le thym.

Former 4 steaks et faire revenir dans une poêle. Badigeonner ensuite un côté des steaks de moutarde et ajouter le gruyère râpé. Déglacer également la poêle avec 1/2 verre d'eau. Couvrir et faire cuire encore 10 minutes.

Avant de servir, saupoudrer de paprika.

Paupiettes de bœuf

Préparation : 30 minutes.
250 Kcal/personne.

4 tranches de rumsteak de 120 g. chacune / 200 g. de champignons / Persil / 4 échalotes / 4 tomates / 1 verre de vin rouge / Sel, poivre / Herbes de Provence.

Hacher finement les champignons crus, les échalotes, le persil. Ajouter le sel, le poivre et les herbes de Provence. Répartir la farce dans les quatre tranches de viande. Rouler et ficeler.

Faire revenir dans une sauteuse. Dès que la viande est dorée, ajouter les tomates coupées en quartiers, le vin ; laisser mijoter 40 minutes.

Emincé de bœuf au paprika

Préparation : 25 minutes.
140 Kcal/personne.

400 g. de rumsteack / 1 oignon / Sel, poivre / 1 verre de bière / Paprika / 1 cuillerée à soupe de moutarde.

Découper la viande en fines lamelles.

Saisir ces morceaux de viande dans une poêle à revêtement anti-adhésif.

Les retirer, déglacer la poêle avec la bière, puis ajouter les oignons finement hachés, la moutarde, le sel et le poivre. Laisser réduire.

Réchauffer le tout jusqu'à ébullition et servir immédiatement en saupoudrant de paprika.

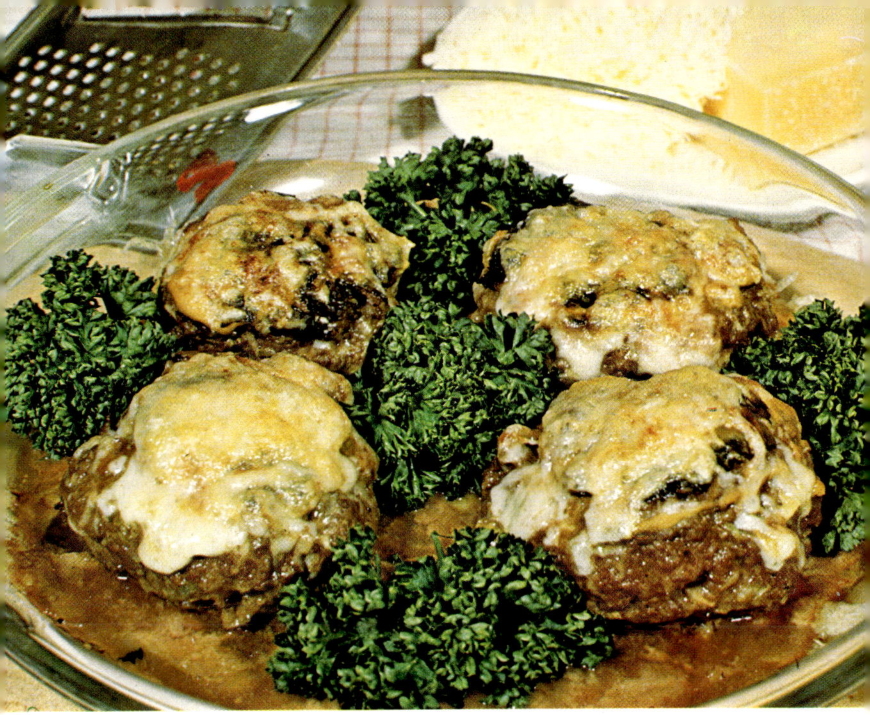

Les steaks hachés à la jurassienne.

L'émincé de bœuf au paprika.

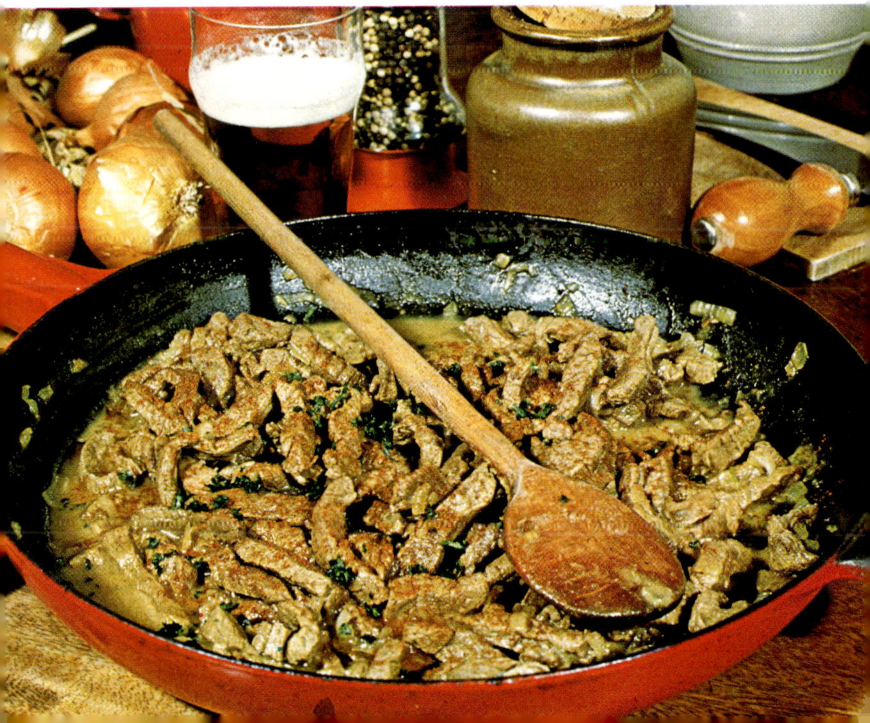

Rôti de bœuf aux poivrons

Préparation : 15 minutes.
230 Kcal/personne.

400 g. de rumsteak / 1 poivron vert / 1 poivron rouge / 1 cuillerée à soupe de crème / Sel, poivre / Grains de poivre vert / Bouillon de poule.

Mettre la viande dans un plat allant au four. Faire griller le rumsteak.

A mi-cuisson, ajouter les poivrons pelés et coupés en fines lamelles. Déglacer avec un verre de bouillon de poule. Saler et poivrer. Laisser cuire encore 15 minutes à four chaud.

Avant de servir, ajouter la crème et les grains de poivre vert.

Bœuf aux carottes

Préparation : 30 minutes.
270 Kcal/personne.

400 g. de bœuf en morceaux / 800 g. de carottes / 1 verre de vin rouge + 1 verre d'eau / 1 bouquet garni / Ail : 3 à 4 gousses / 1 oignon / Sel, poivre.

Dans une casserole en fonte, faire revenir les morceaux de viande avec les oignons émincés.

Quand la viande est bien saisie, mouiller avec le vin rouge et l'eau. Saler et poivrer. Retirer le bouquet garni, l'ail et les carottes coupées en rondelles.

Couvrir et laisser mijoter pendant 2 heures.

Bœuf Strogonoff

Préparation : 25 minutes.
200 Kcal/personne.

400 g. de bavette / 1 oignon / 200 g. de champignons / 2 cuillerées à soupe de crème / 1 cuillerée à soupe de moutarde / 1 cuillerée à soupe de farine / Sel, poivre / Persil / Aneth.

Découper la viande en lames fines. Saler et poivrer.

Faire blondir les champignons préalablement lavés et coupés. Egoutter, 3 minutes après ébullition.

Emincer et faire revenir les oignons sans les laisser dorer. Ajouter la viande et porter à feu vif. Dès que la viande est saisie, ajouter la farine et laisser encore 1 minute sur le feu.

A ce moment verser le mélange crème-moutarde.

Ajouter les fines herbes et rectifier l'assaisonnement.

Servir de suite.

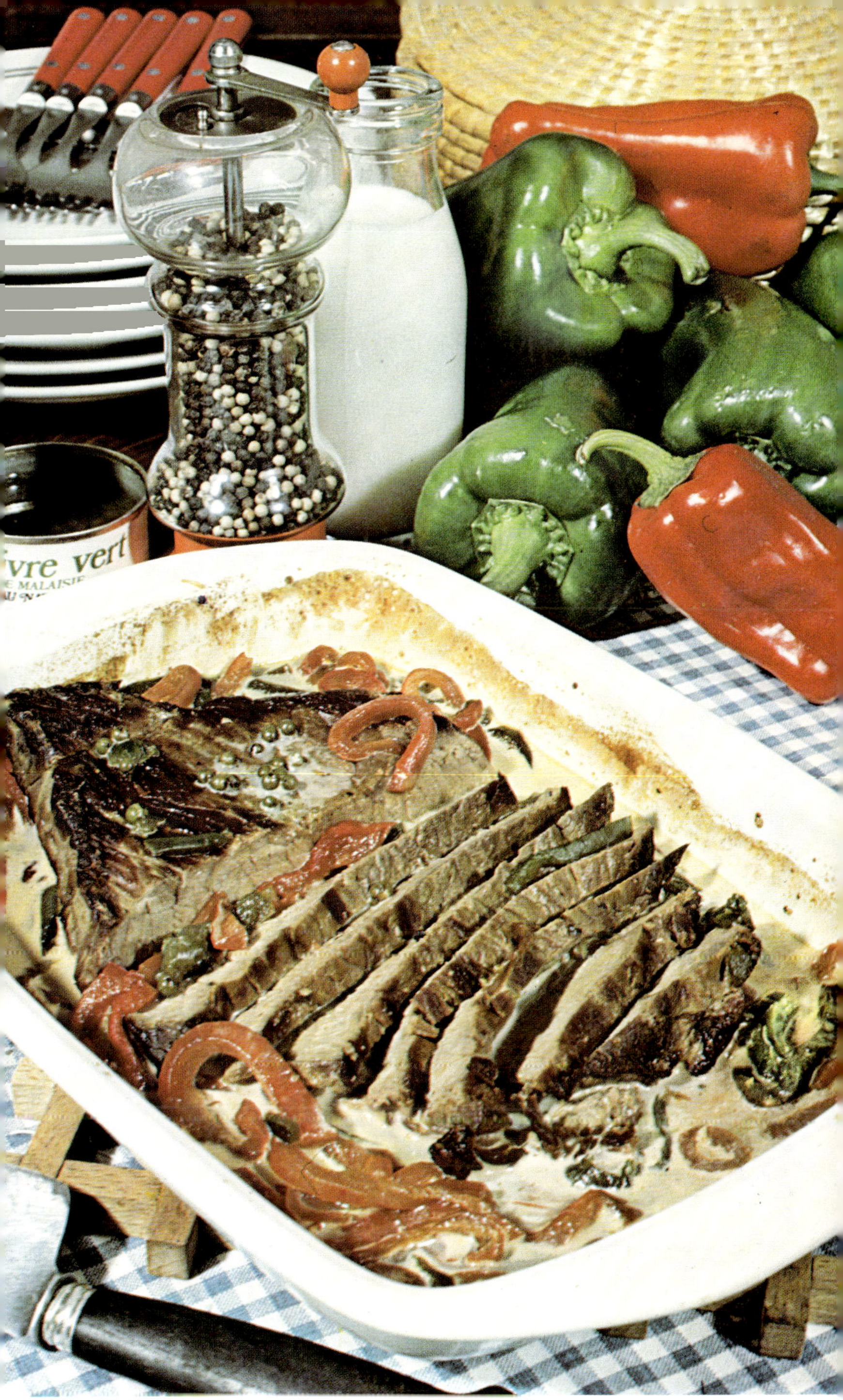

Le rôti de bœuf aux poivrons.

Rôti de porc à la bière

Préparation : 15 minutes.
280 Kcal/personne.

400 g. de porc à rôtir / 1 verre de bière / 2 cuillerées à soupe de moutarde / 1 oignon / 4 gousses d'ail / 2 feuilles de sauge / Sel, poivre.

Enduire le rôti avec la moutarde et le piquer d'ail. Mettre dans un plat allant au four avec les oignons émincés et la sauge.

Faire cuire à four chaud (200°, th. 7). Dès que le rôti commence à dorer, ajouter le verre de bière et si nécessaire 1 verre d'eau. Laisser cuire 40 minutes environ.

Côtes de porc provençales

Préparation : 10 minutes.
270 Kcal/personne.

4 côtes de porc de 130 g. chacune / 4 tomates / 1 poivron vert / 2 oignons / 4 gousses d'ail / Sel, poivre / Thym en branche.

Eplucher et laver les légumes. Couper les tomates en quartiers, le poivron épépiné en rondelles fines. Emincer l'oignon et piler l'ail. Saler et poivrer.

Faire mijoter les légumes dans une casserole avec la branche de thym.

Pendant ce temps, faire dorer les côtes dans une poêle à revêtement anti-adhésif. Finir la cuisson de la viande dans la casserole avec les légumes.

Choucroute hypocalorique

Préparation : 15 minutes.
310 Kcal/personne.

800 g. de choucroute / 400 g. de Kassler / 2 oignons / 2 verres de vin blanc / Sel, poivre / Baies de genièvre / Bouquet garni.

Laver et égoutter la choucroute, mettre la moitié de la choucroute dans une casserole puis le morceau de viande, le bouquet garni, les oignons et les baies de genièvre. Ajouter le reste de choucroute et le vin blanc.

Faire cuire pendant 2 heures sur feu moyen.

Avant de servir, retirer le bouquet garni et rectifier l'assaisonnement.

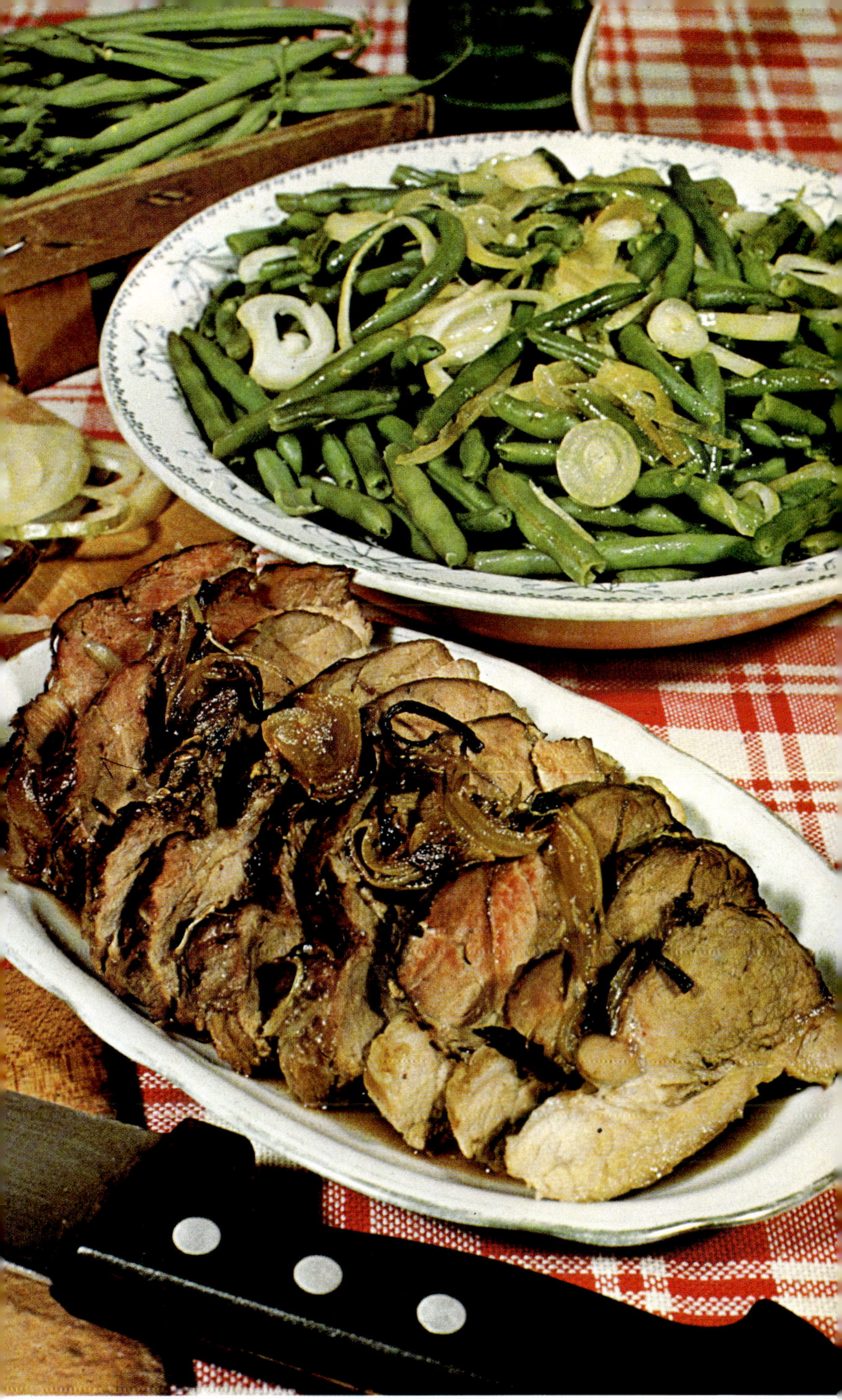

Le rôti de porc à la bière accompagné de haricots verts wallons.

Poivrons farcis

Préparation : 35 minutes.
210 Kcal/personne.

4 poivrons de taille moyenne / 200 g. de bœuf haché / 200 g. de veau haché / 1/2 boîte de tomates concassées / 30 g. de riz / Herbes de Provence / Sel, poivre / 4 à 5 gousses d'ail / 1 oignon.

Pocher le poivron à l'eau bouillante pendant 5 minutes, puis le vider.

Faire revenir les oignons finement hachés avec les tomates dans une poêle, ajouter au mélange la viande hachée, le riz, l'ail pilé, le sel, le poivre et les herbes de Provence. Laisser cuire pendant 10 minutes environ.

Remplir les poivrons de cette farce et finir la cuisson à four chaud pendant 45 minutes.

Hachis parmentier

Préparation : 40 minutes.
270 Kcal/personne.

500 g. de pommes de terre / 200 g. de viande de bœuf hachée / 200 g. de viande de veau hachée / 1 oignon / 20 g. de gruyère râpé / Sel, poivre / Noix de muscade.

Faire cuire les pommes de terre épluchées, à la vapeur.

Pendant ce temps, hacher finement les oignons. Les mélanger à la viande. Saler et poivrer. Faire revenir la farce dans une poêle à revêtement anti-adhésif. Mettre en attente.

Passer ensuite les pommes de terre au mixer. Saler, poivrer, ajouter une pincée de muscade.

Disposer alternativement, dans un plat allant au four, une couche de purée, une couche de viande, finir par une couche de purée.

Saupoudrer de gruyère avant de mettre au four à température moyenne (chauffer préalablement le four).

Roulés de jambon

Préparation : 20 minutes.
270 Kcal/personne.

4 tranches de jambon blanc de 80 g. chacune / 4 endives / 1/4 lit. de sauce blanche (voir recette) / 30 g. de gruyère râpé.

Nettoyer les endives en enlevant soigneusement le cœur. Les faire cuire à la vapeur. Les enrouler dans les tranches de jambon.

Mettre dans un plat allant au four. Napper avec la sauce blanche et saupoudrer de gruyère. Mettre à four chaud pendant 15 minutes.

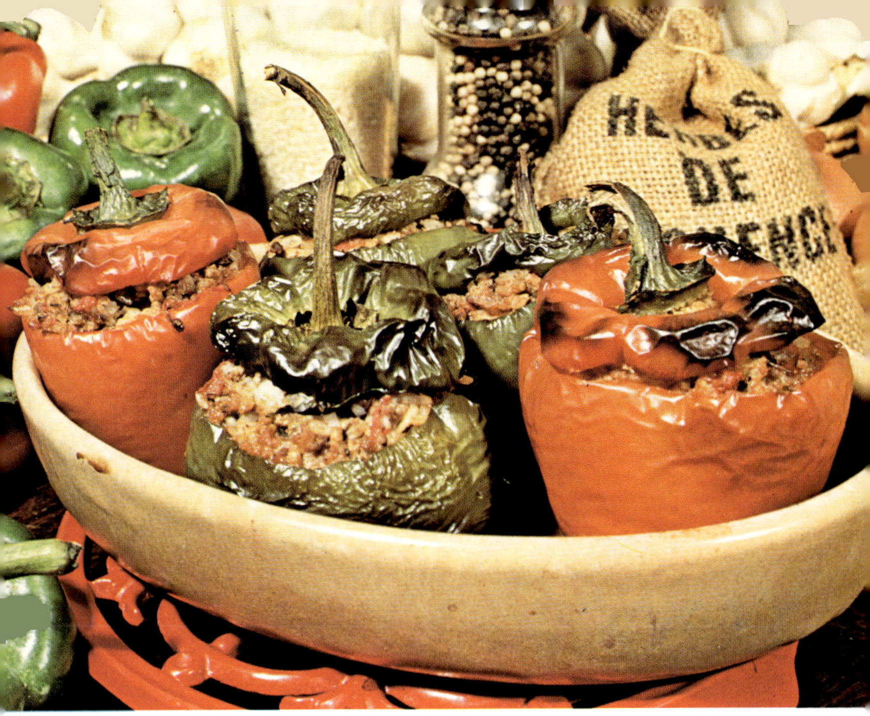

Les poivrons farcis.

Les roulés de jambon.

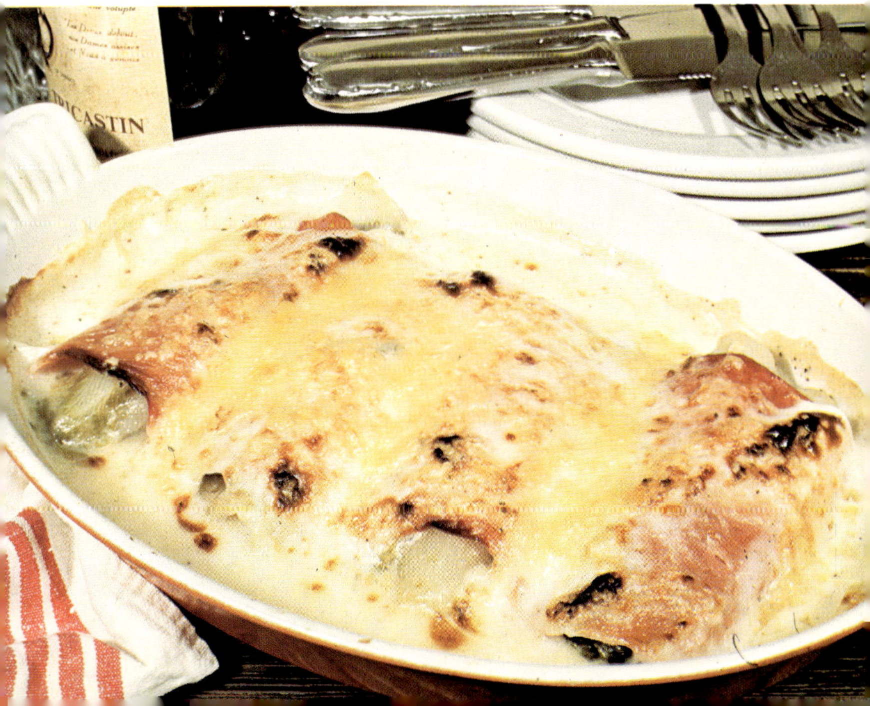

Chou braisé

Préparation : 15 minutes.
45 Kcal/personne.

500 g. de chou vert / 2 oignons / Sel, poivre / Persil / 1 verre de bouillon de poule reconstitué.

Eplucher et laver le chou avec soin. Faire blondir 5 minutes à l'eau bouillante. Egoutter.

Faire revenir dans une cocotte les oignons avec le bouillon de viande. Ajouter le chou et laisser cuire pendant 50 minutes environ.

Vérifier l'assaisonnement avant de servir.

Salsifis à la sauce blanche

Préparation : 20 minutes.
120 Kcal/personne.

600 g. de salsifis nettoyés / 1/4 lit. de sauce blanche (voir recette) / Noix de muscade / Persil.

Bien laver et égoutter les salsifis. Si nécessaire couper des tronçons de 6 à 8 cm. Cuire à l'eau bouillante pendant 30 minutes environ.

Mettre dans une casserole avec la sauce blanche. Faire mijoter pendant 10 minutes.

Saupoudrer de persil et servir de suite.

Ratatouille niçoise

Préparation : 20 minutes.
60 Kcal/personne.

1 aubergine / 2 courgettes / 1 poivron / 1 oignon / 6 tomates / 1 cuillerée à soupe d'huile d'olive / 5 gousses d'ail / Thym / Basilic / Sel, poivre.

Eplucher les aubergines, les courgettes. Laver les tomates et les poivrons. Couper le tout en morceaux.

Mettre les oignons émincés et 3 tomates dans une marmite. Laisser cuire 10 minutes. Ajouter alors le reste des légumes, le sel, le poivre et les herbes. Faire cuire sur feu doux pendant 40 minutes environ.

Avant de servir, ajouter l'huile d'olive et le persil.

Ce plat ce mange chaud ou froid.
Recette prévue pour 6 personnes.

Mousse à l'oignon

Préparation : 15 minutes.
65 Kcal/personne.

500 g. d'oignons émincés / 100 g. de pommes de terre / 1 jaune d'œuf / Sel, poivre.

Faire cuire les oignons émincés et les pommes de terre coupées en dés à la vapeur pendant 20 minutes. Mixer le tout. Saler et poivrer. Ajouter, juste avant de servir, le jaune d'œuf.

Haricots verts wallon

Préparation : 15 minutes.
65 Kcal/personne.

500 g. de haricots verts / 2 oignons / Persil / Sel, poivre / 1/2 verre de bouillon de volaille.

Laver et effiler les haricots verts. Les faire cuire pendant 20 minutes à l'eau bouillante salée.

Pendant ce temps éplucher et couper les oignons en rondelles, les faire revenir dans la moitié du bouillon. Ajouter les haricots verts et le reste de bouillon. Faire cuire encore 5 minutes. Poivrer et saupoudrer de persil.

Concombre sauce crème

Préparation : 30 minutes.
65 Kcal/personne.

1 kg. de concombres épluchés / 4 cuillerées à soupe de crème / Sel, poivre.

Peler et fendre en deux les concombres puis leur enlever les graines. Les couper en gros morceaux et les faire cuire à la vapeur, pendant 20 minutes environ.

Mettre à égoutter puis faire mijoter les concombres avec la crème, le sel et le poivre pendant 5 minutes.

Servir chaud.

Carottes et navets glacés

Préparation : 20 minutes.
55 Kcal/personne.

300 g. de carottes / 200 g. de navets / 10 g. de margarine au tournesol / 1 cuillerée à café de sucre en poudre / Sel, farine.

Laver et éplucher carottes et navets. Couper les carottes en cubes et les navets en bâtons. Faire cuire à l'autocuiseur pendant 10 minutes à partir de la rotation de la soupape.

Mettre ensuite les légumes dans une casserole, ajouter la margarine et le sucre. Laisser 5 minutes sur feu doux.

Saupoudrer de persil et servir.

Fenouil à la provençale

Préparation : 15 minutes.
50 Kcal/personne.

2 bulbes de fenouil / 1/2 boîte de tomates concassées / 1 cuillerée à café de concentré de tomates / 4 gousses d'ail / Sel, poivre / Thym, laurier.

Laver et nettoyer le fenouil, le couper en deux et le faire blanchir à l'eau bouillante salée pendant 10 minutes.

Préparer le coulis de tomates avec les tomates en boîte, le concentré de tomates, l'ail, le sel, le poivre, le thym et la feuille de laurier.

Mettre le fenouil égoutté dans la sauce et faire cuire pendant 30 minutes. Servir saupoudré de persil haché.

Purée de céleri

Préparation : 35 minutes.
75 Kcal/personne.

500 g. de céleri rave / 100 g. de pommes de terre / 1 verre de lait écrémé / Sel, poivre / Noix de muscade / Persil.

Cuire ensemble le céleri et les pommes de terre.

Passer au mixeur ou au tamis. Ajouter le lait écrémé chaud, le sel le poivre et une pincée de noix de muscade. Battre énergiquement la purée.

Servir, en ajoutant le persil haché.

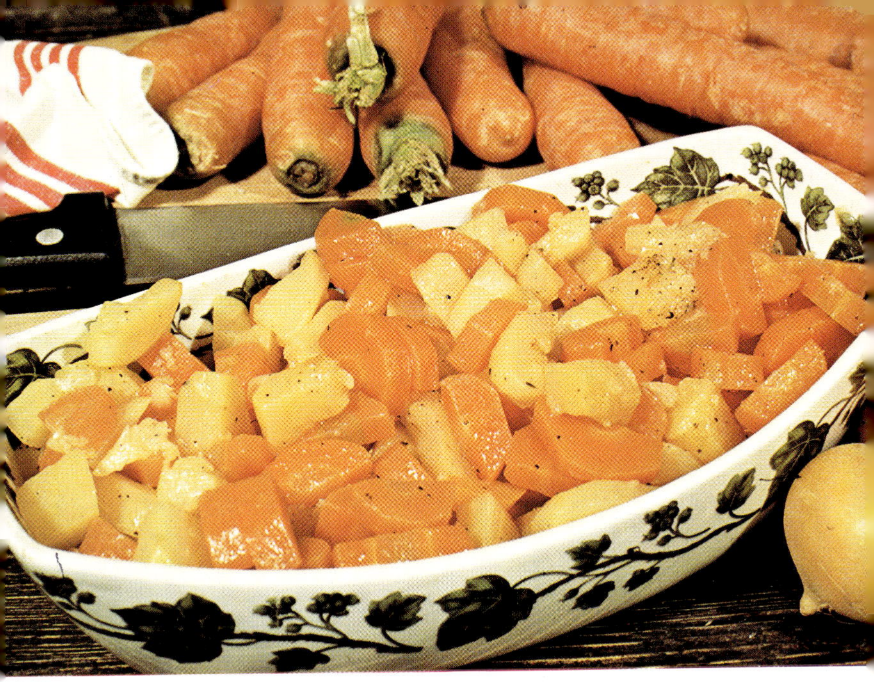

Les carottes et navets glacés.

La purée de céleri.

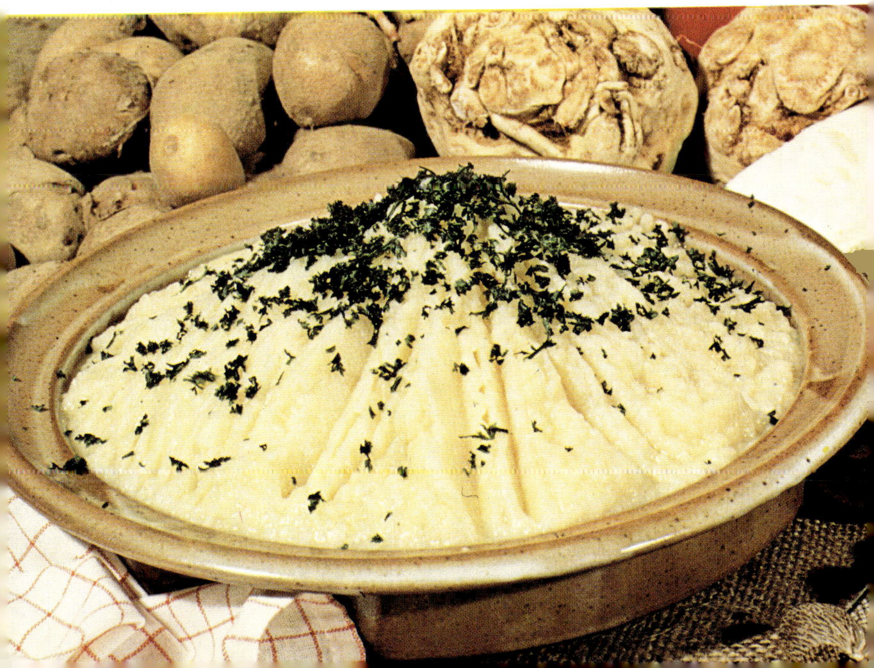

Tomates aux herbes

Préparation : 10 minutes.
80 Kcal/personne.

4 grosses tomates / 4 gousses d'ail / Persil haché / Sel, poivre / 1 biscotte / 1 cuillerée à soupe d'huile d'olive / Herbes de Provence.

Dans un récipient écraser la biscotte, l'ail, le persil, mélanger avec le sel et le poivre ainsi qu'une pinée d'herbes de Provence.

Couper les tomates en deux, les badigeonner d'huile d'olive, les saupoudrer de la farce obtenue précédemment et mettre à four chaud (th. 7 ou 200°) pendant 10 minutes.

Chou rouge aux marrons

Préparation : 20 minutes.
95 Kcal/personne.

800 g. de chou rouge / 8 marrons / 1 verre de vinaigre / Sel, poivre / 1 oignon.

Eplucher, laver et couper le chou, le mettre dans une casserole avec l'oignon émincé, le vinaigre, le sel et le poivre. A mi-cuisson, ajouter les marrons.

Laisser mijoter pendant 1 heure.

Soufflé Dubarry

Préparation : 20 minutes.
115 Kcal/personne.

600 g. de chou-fleur / 200 g. de fromage blanc à 0 % / 2 œufs / Noix de muscade / Sel, poivre / 20 g. de gruyère râpé.

Faire cuire le chou-fleur à la vapeur après l'avoir lavé. Le mixer avec les jaunes d'œufs et le fromage blanc. Ajouter le sel, le poivre, la noix de muscade et le gruyère râpé. Incorporer ensuite délicatement les blancs d'œufs montés en neige.

Mettre le tout dans un plat allant au four. Faire cuire pendant 30 minutes à four moyen (th. 6 ou 180°).

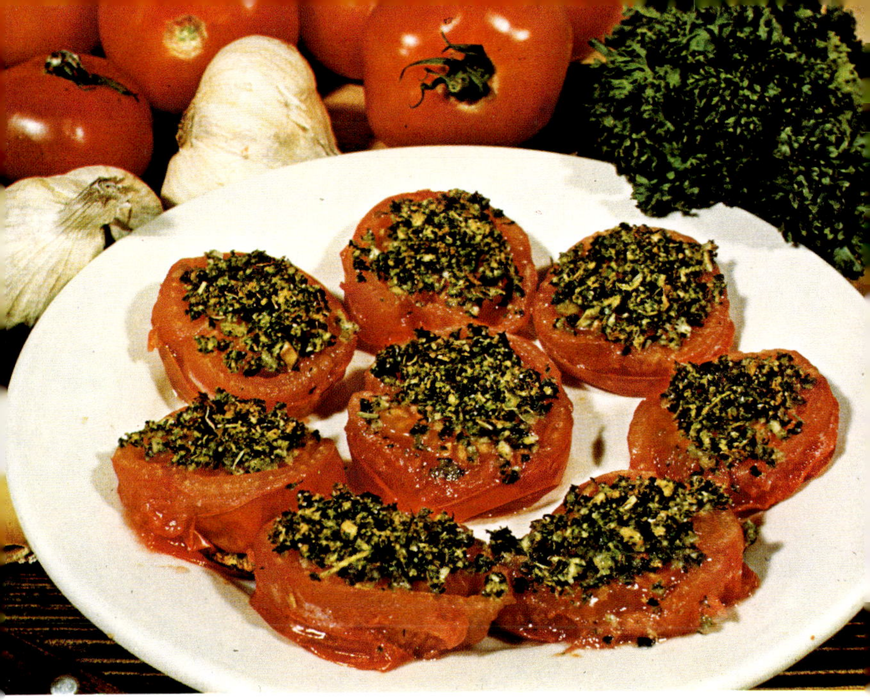

Les tomates aux herbes.

Le soufflé Dubarry.

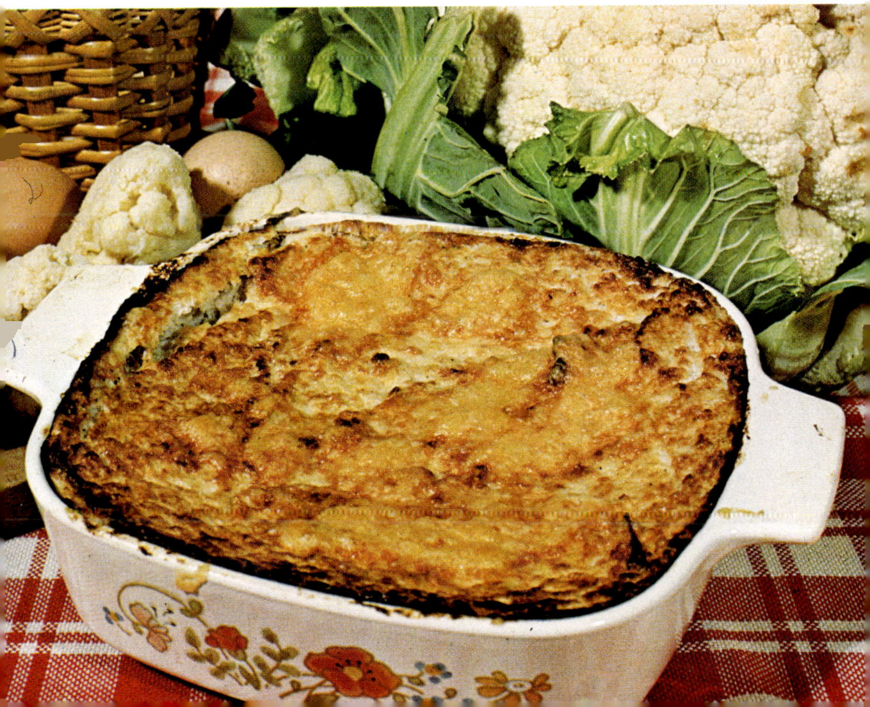

Gratin dauphinois

Préparation : 15 minutes.
185 Kcal/personne.

500 g. de pommes de terre / 2 œufs / 1/4 lit. de lait écrémé liquide / 30 g. de gruyère / Sel, poivre / Noix de muscade / 1 gousse d'ail.

Laver et peler les pommes de terre. Les mettre dans un plat préalablement frotté à l'ail.

Verser sur les pommes de terre le mélange œufs, lait, sel et poivre bien battu. Saupoudrer de gruyère et mettre à four chaud pendant 45 minutes.

Poireaux au gratin

Préparation : 15 minutes.
90 Kcal/personne.

6 poireaux / 2 œufs / 1/4 lit. de lait écrémé liquide / Sel, poivre / Noix de muscade.

Faire cuire les poireaux à l'autocuiseur. Bien égoutter après cuisson. Mettre dans un plat allant au four.

Dans un bol, battre les œufs et le lait, ajouter le sel, le poivre et la noix de muscade.

Verser la préparation sur les poireaux et mettre au four chaud (th. 7, 200°) pendant 15 minutes environ.

Gratin à la portugaise

Préparation : 20 minutes.
90 Kcal/personne.

2 gros oignons / 5 tomates / 2 courgettes / 1 poivron / 2 petites pommes de terre / 1 verre de bouillon de volaille / 20 g. de gruyère.

Dans un plat allant au four, disposer harmonieusement les légumes propres et coupés en rondelles. Arroser de bouillon de volaille. Saler et poivrer. Faire cuire à four chaud pendant 1 heure.

Ajouter ensuite le gruyère et laisser encore pendant 10 minutes au four pour gratiner.

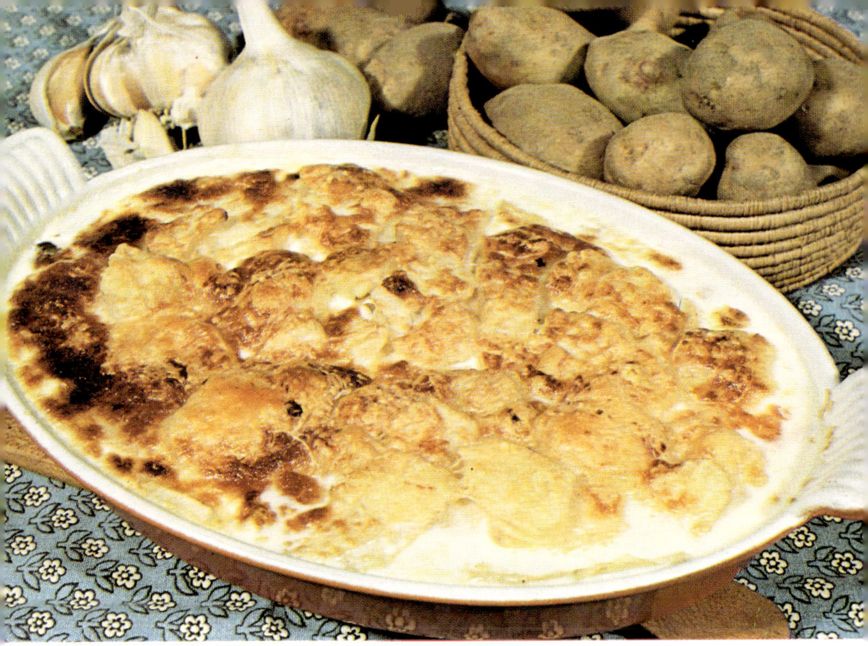

Le gratin dauphinois.

Le gratin à la portugaise.

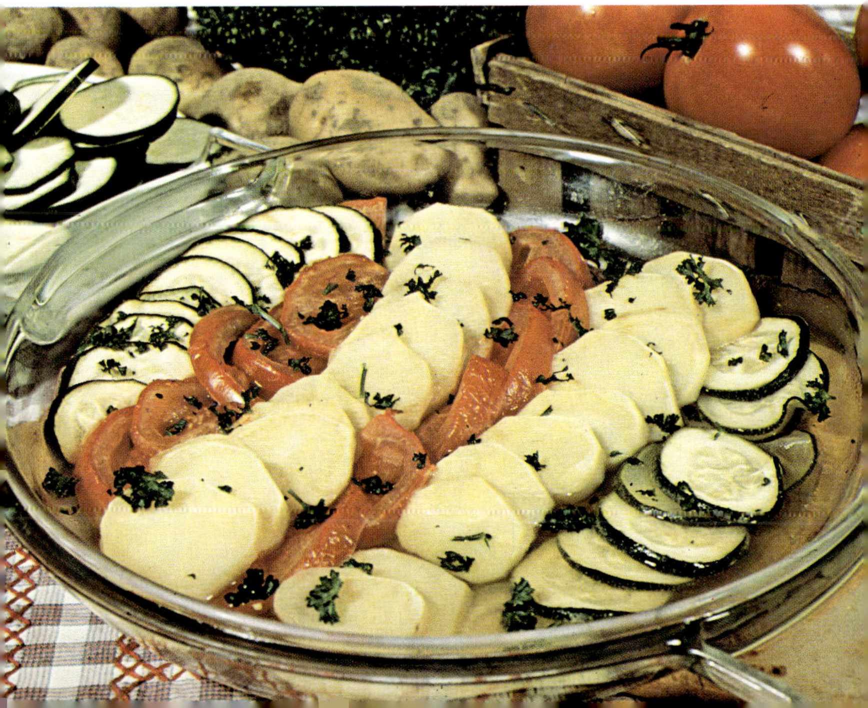

Lentilles à la dijonnaise

Préparation : 10 minutes.
120 Kcal/personne.

150 g. de lentilles crues / 1 oignon / 1 clou de girofle / Sel, poivre / 1 cuillerée à soupe de moutarde / 2 gousses d'ail / Persil haché.

Bien laver les lentilles. Les faire cuire à l'autocuiseur avec l'oignon piqué du clou de girofle, la carotte coupée en rondelles, l'ail écrasé et 3 verres d'eau. Saler et poivrer.

Avant de servir ajouter la moutarde et saupoudrer de persil.

Purée panachée

Préparation : 10 minutes.
150 Kcal/personne.

120 g. de pois cassés crus / 2 petites pommes de terre / 1 oignon / 2 carottes / Sel, poivre.

Faire cuire les pois cassés et les pommes de terre coupées en dés dans l'eau froide salée, avec la carotte et l'oignon.

Lorsque les légumes sont cuits, les égoutter. Les réduire en purée et vérifier l'assaisonnement.

Haricots blancs à la bretonne

Préparation : 20 minutes.
145 Kcal/personne.

150 g. de haricots blancs secs / 1 carotte / 1 oignon / 1 clou de girofle / 4 gousses d'ail / Persil / Feuille de laurier / Thym.
Sauce tomate : *2 oignons / 5 tomates / 1 verre de vin blanc / Sel, poivre / Herbes de Provence.*

Mettre à l'eau froide les haricots secs, les carottes coupées en rondelles, l'oignon piqué d'un clou de girofle, les gousses d'ail, le laurier, le thym et le persil. Porter à ébullition. A l'autocuiseur le temps de cuisson est de 35 minutes.

Pendant ce temps, faire une sauce tomate avec l'oignon émincé, les tomates, le vin blanc. Saler et poivrer. Verser les haricots blancs égouttés sur la sauce tomate. Faire cuire sur feu doux pendant 15 minutes. Rectifier l'assaisonnement si nécessaire.

Saupoudrer de persil et servir de suite.

Spaghetti au thon

Préparation : 15 minutes.
250 Kcal/personne.

120 g. de spaghetti crus / 1 boîte de tomates concassées / 1 cuillerée à soupe de concentré de tomates / 8 filets d'anchois conservés au sel / 4 olives / 40 g. de gruyère râpé / 200 g. de thon au naturel / Sel, poivre / Feuille de laurier / 1 oignon / 4 gousses d'ail / Origan.

Faire une sauce tomate avec les tomates concassées, le concentré de tomates, les filets d'anchois pilés, l'oignon émincé, l'ail écrasé, la feuille de laurier. Laisser réduire sur feu doux pendant 20 minutes. Ajouter alors le thon émietté et les olives. Saler et poivrer. Laisser mijoter.

Faire cuire les spaghetti dans 3 lit. d'eau bouillante.

Servir très chaud, accompagné de gruyère râpé.

Spaghetti bolognaise

Préparation : 20 minutes.
305 Kcal/personne.

120 g. de spaghetti crus / 400 g. de viande de bœuf hachée / 1 boîte de tomates concassées / 30 g. de gruyère râpé / Laurier / Thym / Herbes de Provence / Ail / Sel, poivre.

Faire un coulis de tomates avec les tomates, l'ail pilé, le thym, le laurier, les herbes de Provence, le sel et le poivre. Faire mijoter pendant 30 minutes environ.

Ajouter au coulis la viande hachée. Laisser cuire 10 minutes. Verser la sauce sur les spaghetti préalablement cuits dans une grande quantité d'eau.

Saupoudrer de gruyère. Mélanger le tout. Servir très chaud.

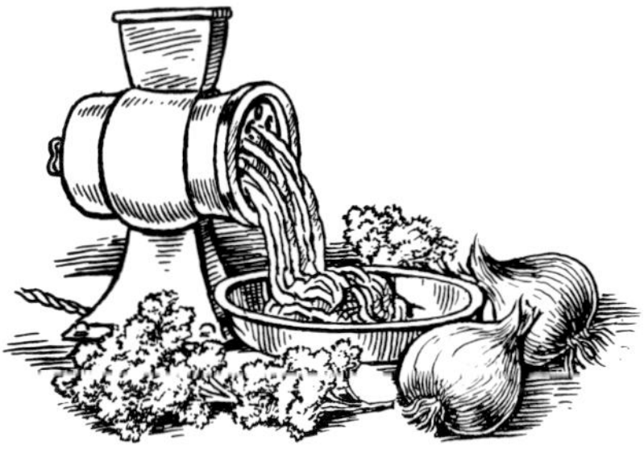

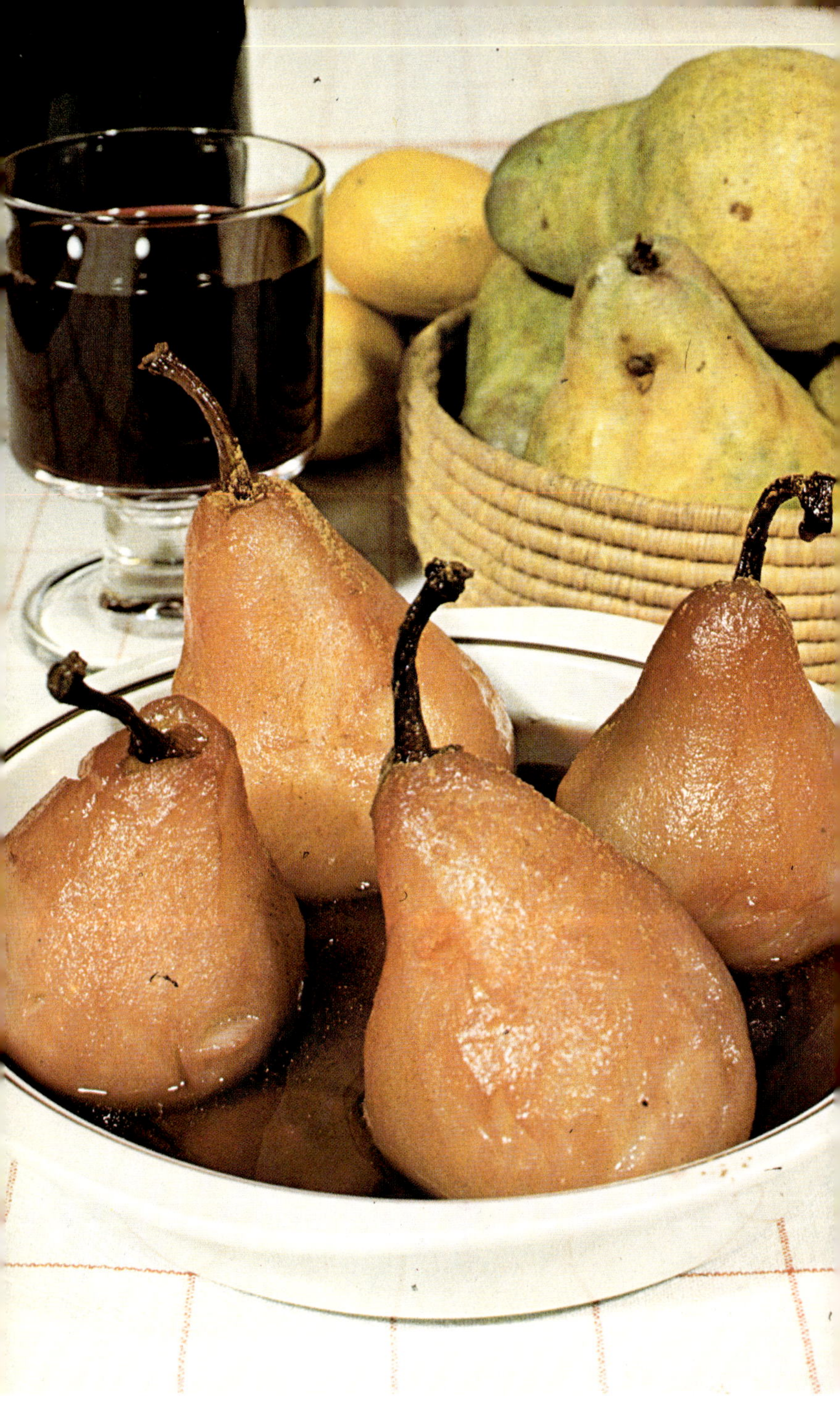

Les poires au vin rouge.

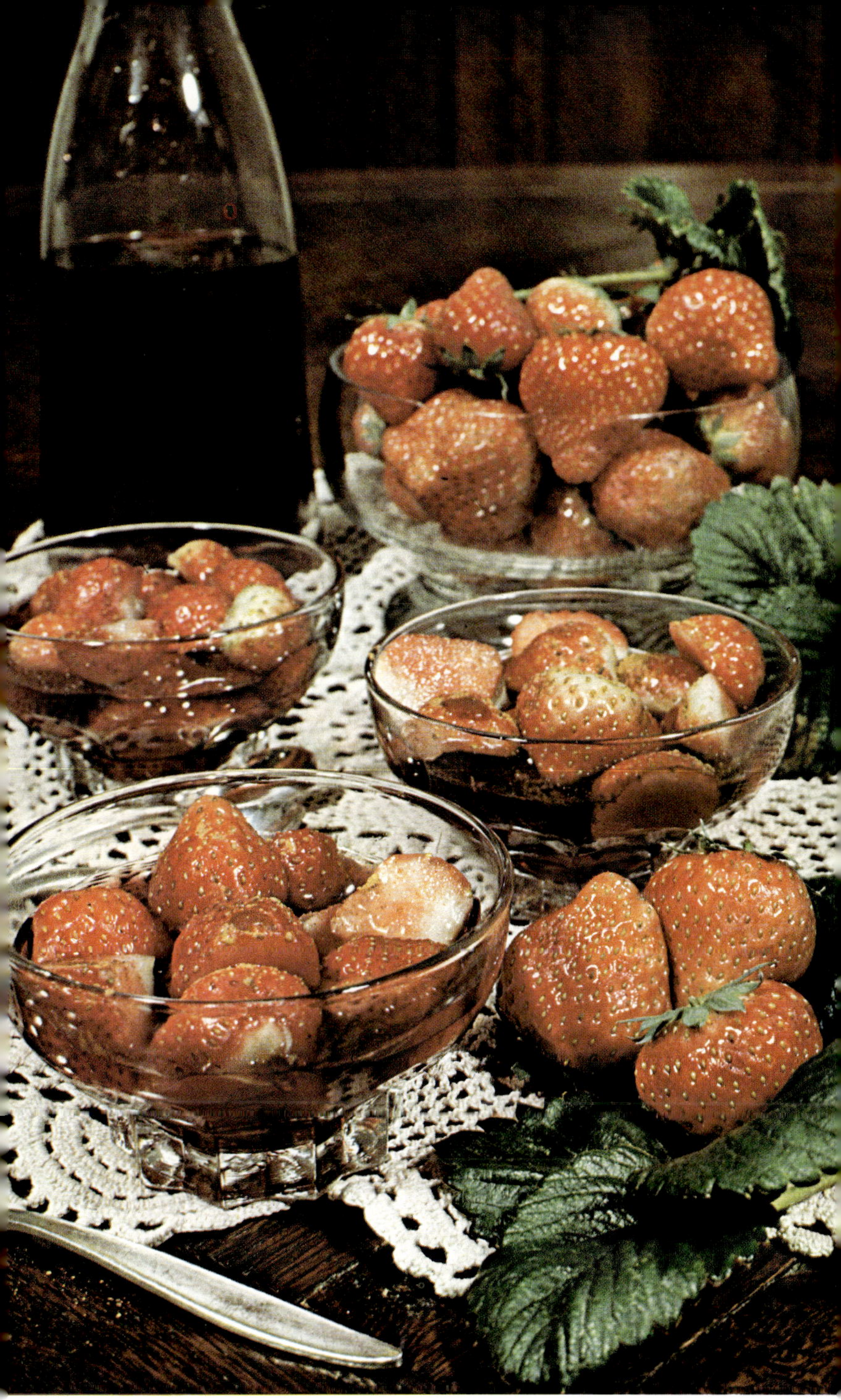

Les fraises surprise.

Fraises surprise

Préparation : 10 minutes.
45 Kcal/personne.

600 g. de fraises / 1 verre de vin rouge / 1 cuillerée à café de cannelle / 1 cuillerée à café d'édulcorant.

Equeuter et essuyer soigneusement les fraises. Mettre les fraises coupées en quatre dans une jatte avec le vin rouge, la cannelle et l'édulcorant.

Laisser macérer 30 minutes au réfrigérateur. Servir dans des coupes à dessert.

Melon aux fruits

Préparation : 15 minutes.
100 Kcal/personne.

2 petits melons / 6 quetsches / 1 pomme / 1 pêche / 1 orange / 1 yaourt nature / Extrait de vanille.

Couper les melons en deux. Laver et peler les autres fruits. En faire une salade de fruit.

Remettre le tout à l'intérieur du melon évidé.

Napper avec le yaourt mélangé à l'extrait de vanille.

Placer dans le réfrigérateur pour servir frais.

Compote de fruits

Préparation : 15 minutes.
100 Kcal/personne.

3 pommes / 1 poire / 1 orange / 1 jus de citron / Cannelle.

Eplucher pommes, poire et orange. Retirer le cœur et les pépins.

Couper en dés et arroser de jus de citron.

Verser dans une casserole en ajoutant un demi-verre d'eau. Mettre un couvercle et laisser cuire doucement pendant 30 minutes. Mixer le tout.

Verser dans des petits ramequins et mettre au frais. Avant de servir, saupoudrer de cannelle.

Poires au vin rouge

Préparation : 15 minutes.
85 Kcal/personne.

4 poires / 1 verre de vin rouge / 1 citron / Edulcorant / Cannelle.

Eplucher les poires sans casser la queue. Les placer dans une casserole avec le vin rouge, les rondeller de citron et ajouter l'édulcorant.

Mettre à cuire sur feu moyen pendant 40 minutes environ.

Ce dessert peut se manger chaud ou froid.

Pommes au four

Préparation : 25 minutes.
95 Kcal/personne.

4 pommes / 1 orange / 1 jus de citron / 1 cuillerée à café de cannelle / Eculcorant.

Couper l'orange en fins morceaux, l'arroser de jus de citron et saupoudrer de cannelle et d'édulcorant. Laisser macérer pendant 10 minutes.

Pendant ce temps, prendre les pommes, les laver et les piquer avec une fourchette pour éviter qu'elles éclatent en cuisant.

Vider soigneusement les pommes et les remplir de cette farce. Les arroser avec le jus de macération.

Faire cuire à four moyen pendant 45 minutes.

Poires Belle Hélène

Préparation : 20 minutes.
105 Kcal/personne.

3 poires / 1/2 lit. de glace à la vanille / 2 cuillerées à soupe de cacao non sucré / 1/2 verre de lait écrémé liquide / Edulcorant.

Laver et éplucher les poires. Les faire pocher avec un peu d'eau et d'édulcorant pendant 20 minutes. Laisser refroidir.

Mettre dans chaque ravier, une demi-poire, une boule de glace. Napper avec le cacao délayé dans le lait écrémé et l'édulcorant. Servir de suite.

Cette recette est prévue pour 6 personnes.

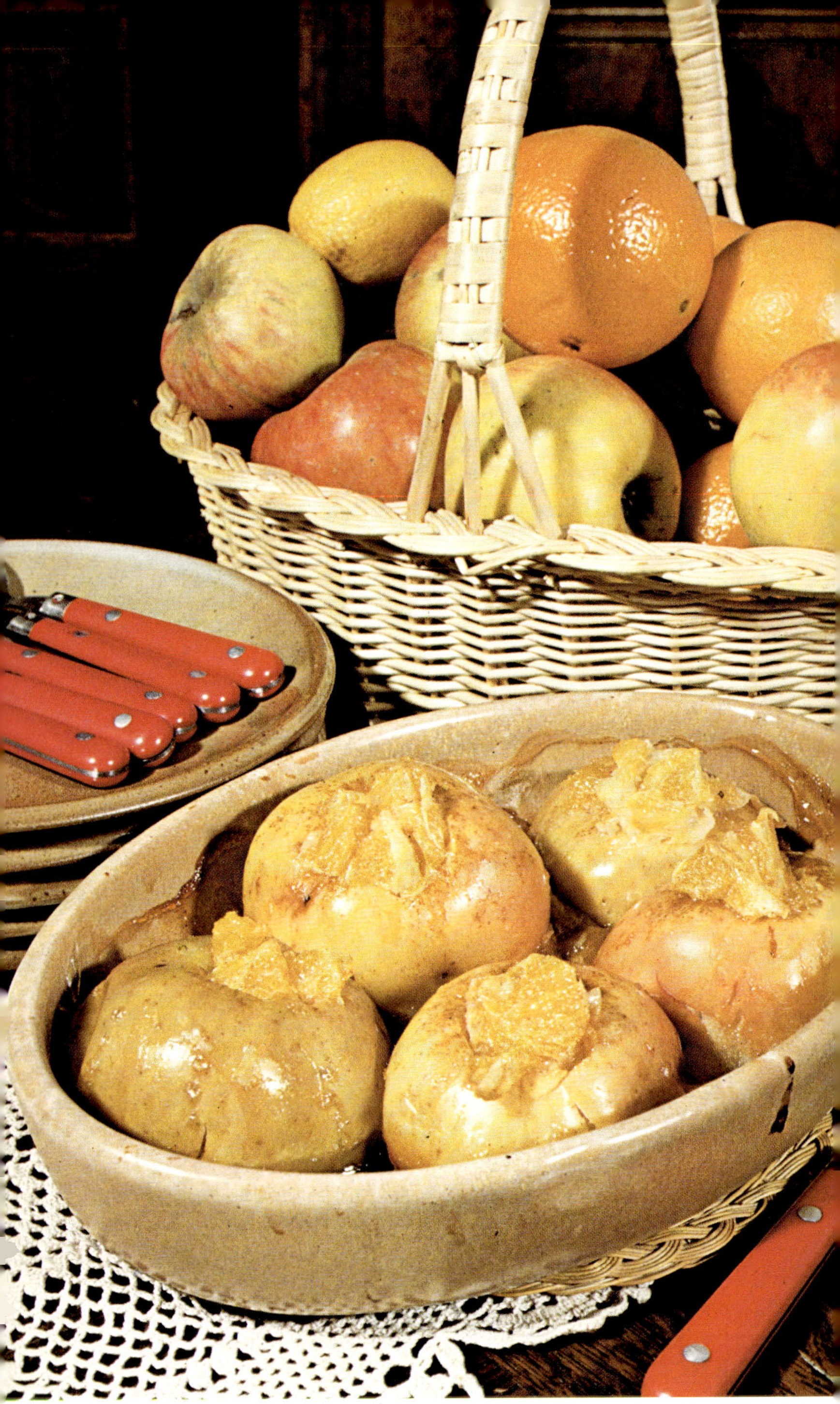

Les pommes au four.

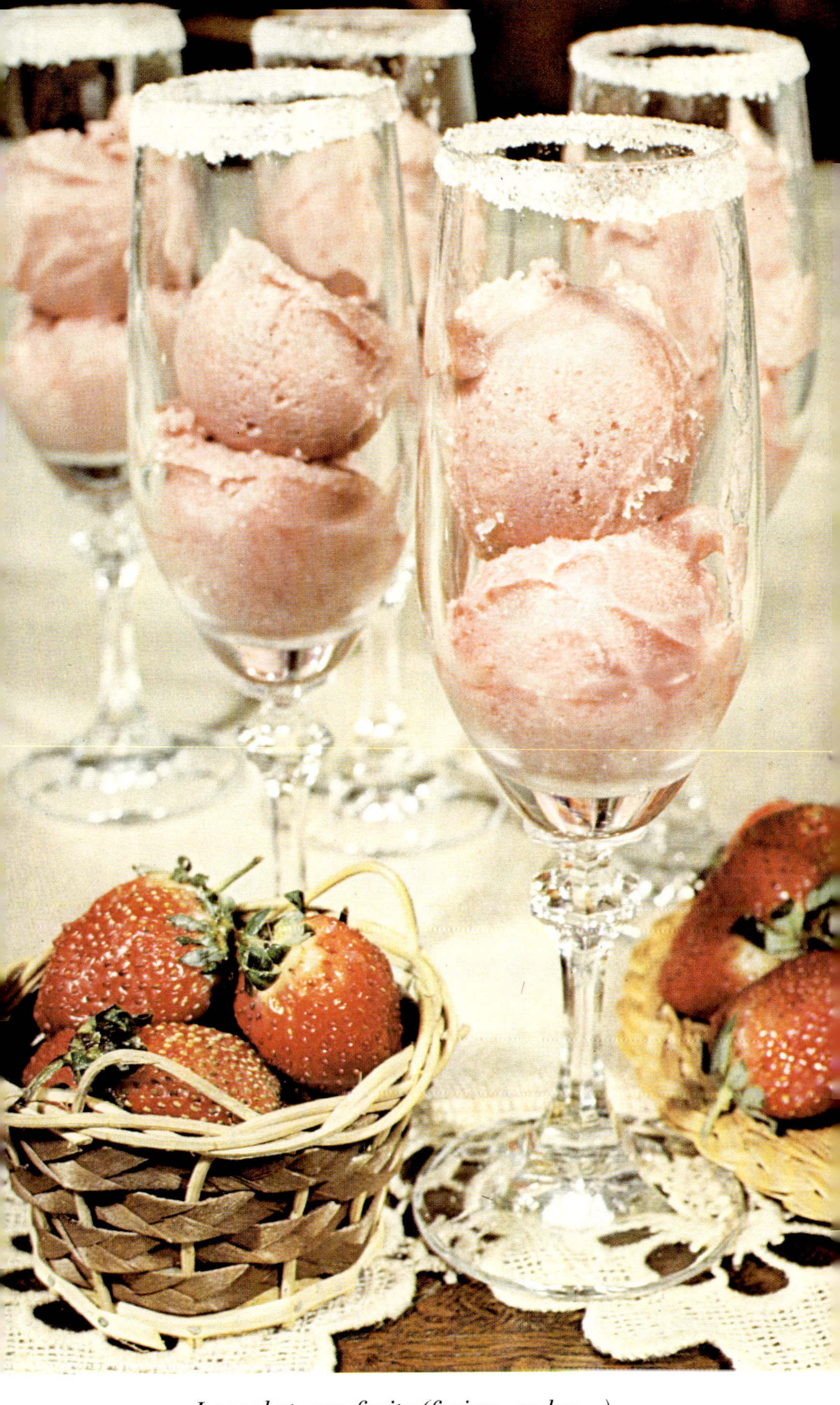

Le sorbet aux fruits (fraises, melon...).

Sorbet au melon

Préparation : 10 minutes.
40 Kcal/personne.

400 g. de melon ou fraises / 3 cuillerées à café de jus de citron / 1 verre d'eau / Edulcorant.

Epépiner et couper le melon. Mettre dans une jatte avec l'eau, l'édulcorant et le jus de citron. Mixer le tout.

Mettre dans un bac au freezer ou au congélateur. Remuer de temps en temps pendant que le sorbet se forme.

Citrons givrés

Préparation : 20 minutes.
80 Kcal/personne.

4 citrons / 150 g. de fromage blanc à 0 % / 1 cuillerée à café d'édulcorant.

Retirer le chapeau des quatre citrons. Les vider de leur chair et de leur jus. Placer le citron à givrer au freezer pendant 1 heure environ.

Battre le fromage blanc avec l'édulcorant, la chair mixée et le jus des citrons.

Remplir les écorces avec ce mélange. Remettre à glacer pendant 2 heures environ.

Glace à la vanille

Préparation : 10 minutes.
105 Kcal/personne.

1/2 lit. de lait écrémé liquide / 4 jaunes d'œufs / Extrait de vanille / Edulcorant.

Battre les jaunes d'œufs, l'extrait de vanille et l'édulcorant jusqu'à obtention d'un mélange onctueux.

Verser peu à peu le lait chaud sur le mélange.

Remettre sur le feu pour faire épaissir. Ne jamais faire bouillir, l'œuf coagule et la crème « tourne ».

Laisser refroidir et faire prendre la crème dans une sorbetière ou dans un bac à glace au freezer.

Variantes :

- Oeufs à la neige : glace vanille + blancs d'œufs battus et pochés.
- Glace au chocolat : glace vanille + cacao en poudre non sucré.
- Glace aux fruits : glace vanille + fruits mixés.

Crème au citron

Préparation : 15 minutes.
60 Kcal/personne.

2 jus de citron / 2 verres de lait écrémé liquide / 2 jaunes d'œufs / 1 cuillerée à café de maïzena / Edulcorant.

Dans un bol, mélanger la maïzena, l'édulcorant et le lait.

Mettre à épaissir sur feu chaud. Ajouter à la préparation tiédie, les jaunes d'œufs et le jus de citron.

Verser dans des petits ramequins et mettre au réfrigérateur. Servir bien frais.

Soufflé aux fraises

Préparation : 20 minutes.
100 Kcal/personne.

500 g. de fraises / 200 g. de fromage blanc à 0 % / 2 œufs / Edulcorant.

Nettoyer et équeuter les fraises, puis les mixer.

Mettre les fraises mixées et les jaunes d'œufs au bain-marie. Faire prendre en remuant. Retirer du feu et laisser tiédir.

Ajouter au mélange le fromage blanc battu et l'édulcorant, puis incorporer délicatement les blancs d'œufs battus en neige ferme.

Mettre dans 4 ramequins au freezer pendant 2 heures au moins.

Mousse au chocolat

Préparation : 20 minutes.
65 Kcal/personne.

2 jaunes d'œufs / 3 blancs d'œufs / 20 g. de cacao en poudre non sucré / 6 cuillerées à soupe de lait écrémé liquide / 1 cuillerée à café d'édulcorant.

Délayer le cacao, le lait et l'édulcorant sur feu doux, jusqu'à obtention d'un mélange onctueux.

Hors du feu, ajouter un à un les jaunes d'œufs. Battre les blancs d'œufs en neige ferme.

Mélanger le tout délicatement à la spatule.

Mettre au réfrigérateur.

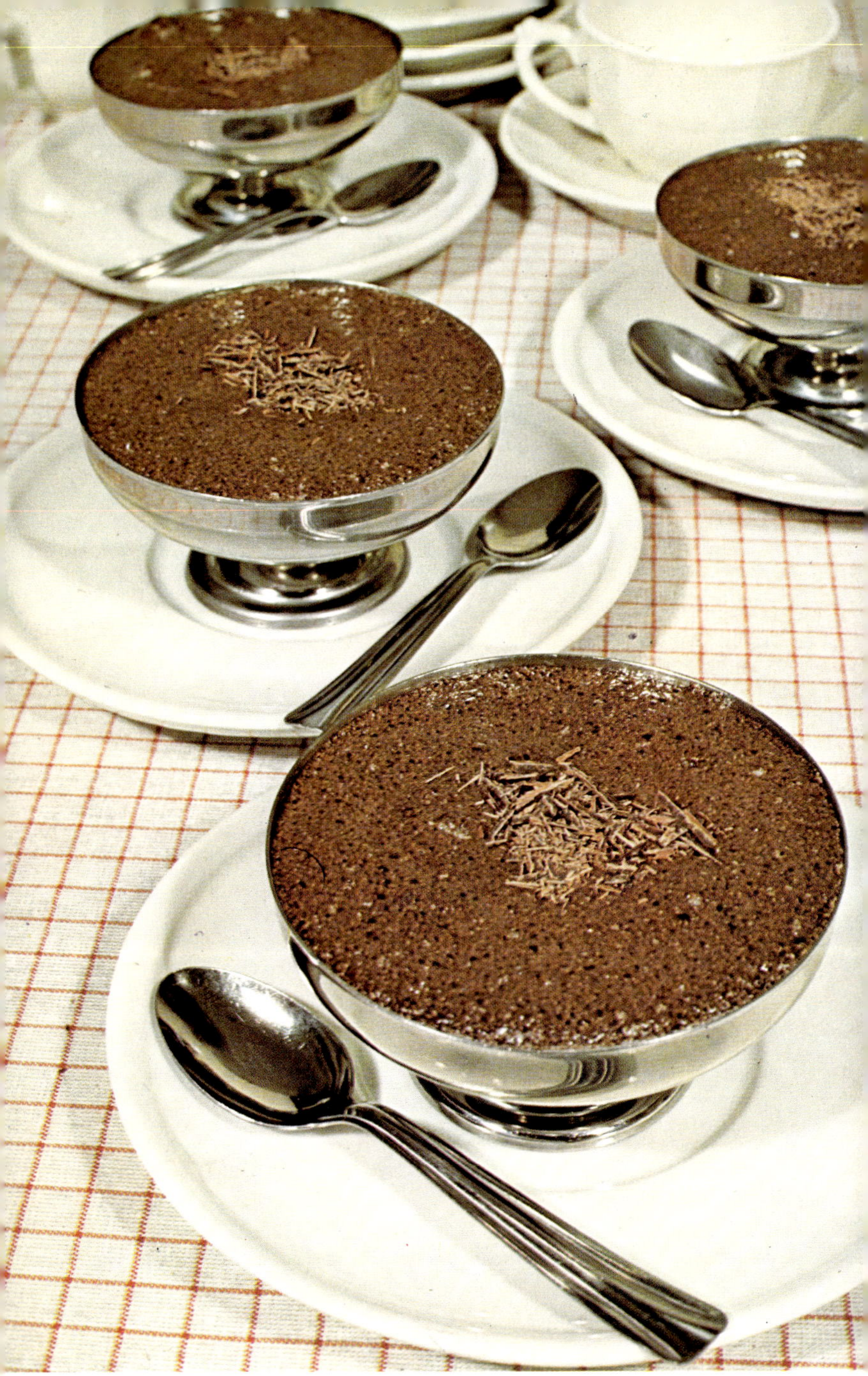

La mousse au chocolat.

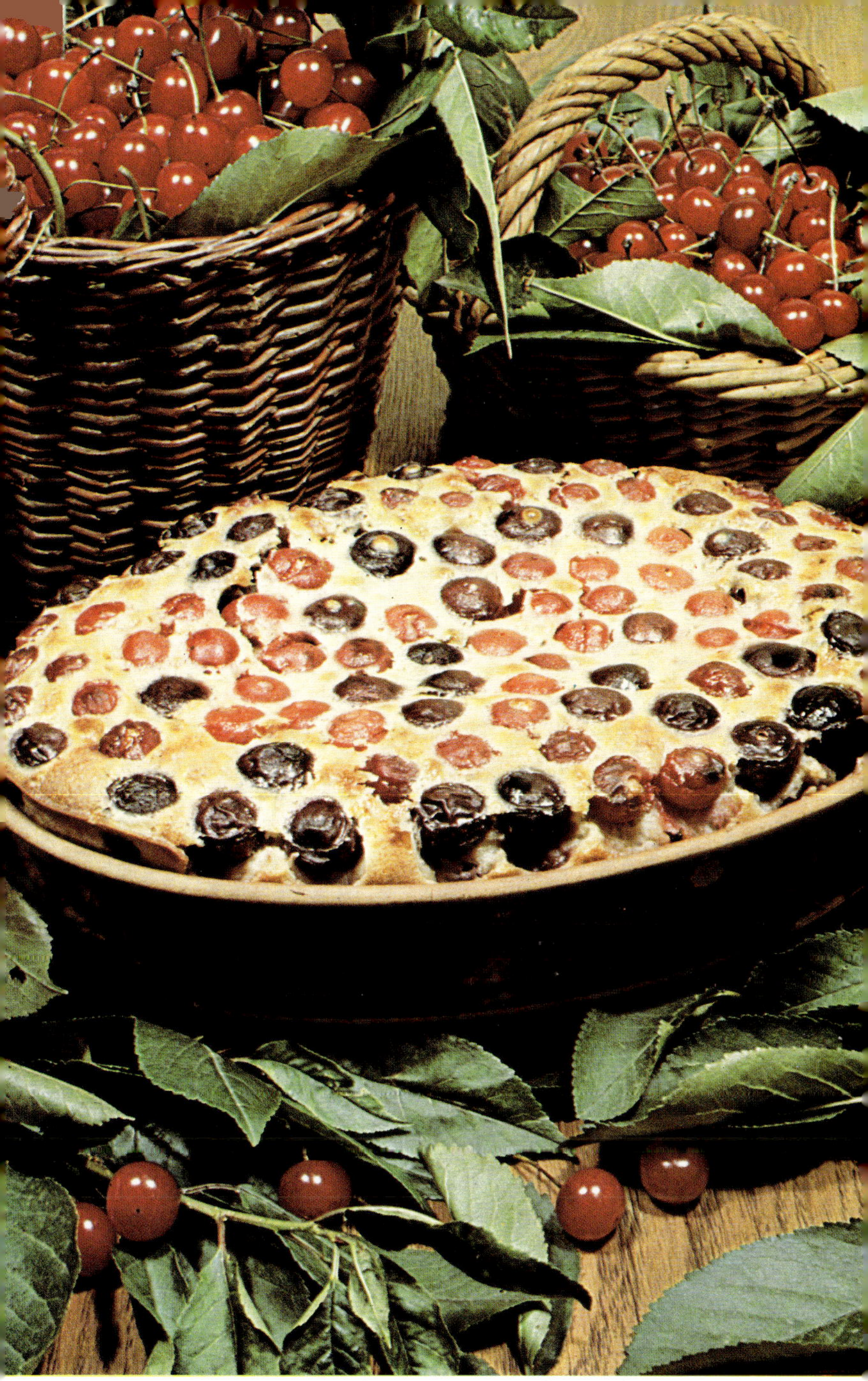

Le clafoutis aux cerises.

Sabayon

Préparation : 10 minutes.
120 Kcal/personne.

4 œufs / 1 cuillerée à soupe de farine / 1/4 lit. de lait écrémé liquide / 1 verre à liqueur de rhum / Extrait vanille / Edulcorant.

Séparer les blancs des jaunes d'œufs.

Mettre au bain-marie le mélange jaunes d'œufs, farine, lait écrémé, extrait de vanille et édulcorant. Battre jusqu'à ce que la préparation épaississe et que le mélange devienne mousseux (ne pas faire bouillir, la crème tournerait).

Retirer du feu, y verser petit à petit le rhum.

Battre les blancs d'œufs en neige ferme. Mélanger délicatement. Placer dans 4 ramequins au réfrigérateur et servir très frais.

Bavarois à la framboise

Préparation : 20 minutes.
100 Kcal/personne.

1/2 lit. de lait écrémé liquide / 3 œufs / 200 g. de fromage blanc à 0 % / 600 g. de framboises / 2 cuillerées à café d'édulcorant / 4 feuilles de gélatine.

Battre les jaunes d'œuf et l'édulcorant, jusqu'à obtention d'un mélange onctueux. Ajouter le lait chaud, puis remettre sur le feu pour faire épaissir la crème (éviter de faire bouillir, les jaunes d'œufs coagulent et la crème tourne).

Dans le mélange tiédi, ajouter les feuilles de gélatine préalablement ramollies dans l'eau froide, 200 g. de framboises et le fromage blanc.

Battre les blancs d'œufs en neige ferme et les incorporer délicatement.

Mettre le tout dans un moule à charlotte au freezer pendant 2 à 3 heures environ.

Démouler et servir avec un coulis de framboises.

Ce dessert est prévu pour 6 personnes.

Clafoutis aux cerises

Préparation : 20 minutes.
130 Kcal/personne.

1/2 lit. de lait écrémé liquide / 1 cuillerée à soupe de farine / 250 g. de cerises / 2 œufs / Edulcorant.

Battre dans une jatte, les œufs, l'édulcorant, la farine. Verser petit à petit le lait écrémé sur le mélange.

Laver et équeuter les cerises. Les ajouter au mélange. Mettre dans un plat allant au four.

Faire cuire à four moyen pendant 40 minutes environ.

Ce plat ce mange tiède ou froid.

Gâteau au fromage blanc

Préparation : 15 minutes.
75 Kcal/personne.

3 œufs / 500 g. de fromage blanc à 0 % / 1 cuillerée à café d'extrait de vanille / 1 cuillerée à café d'édulcorant / 10 g. de fécule.

Battre, dans une jatte, les jaunes d'œufs, l'édulcorant, la fécule, l'extrait de vanille et le fromage blanc.

Ajouter délicatement les blancs d'œufs battus en neige ferme.

Mettre cuire dans un plat allant au four (th. 7, 200°) 30 minutes.

Gâteau aux pommes

Préparation : 20 minutes.
110 Kcal/personne.

1 pomme / 3 œufs / 5 g. de beurre / 1 cuillerée de farine / 1 dl. de lait écrémé / 1 cuillerée à café de levure chimique / Extrait de vanille / Edulcorant.

Battre les jaunes d'œufs dans une jatte avec la vanille, la levure et l'édulcorant.

Y ajouter la farine et peu à peu le lait.

Battre les blancs d'œufs en neige ferme et les ajouter délicatement à la préparation.

Verser le tout dans une moule préalablement beurré. Disposer les pommes pelées et coupées en fines lamelles, sur le dessus. Mettre à four moyen pendant 20 minutes.

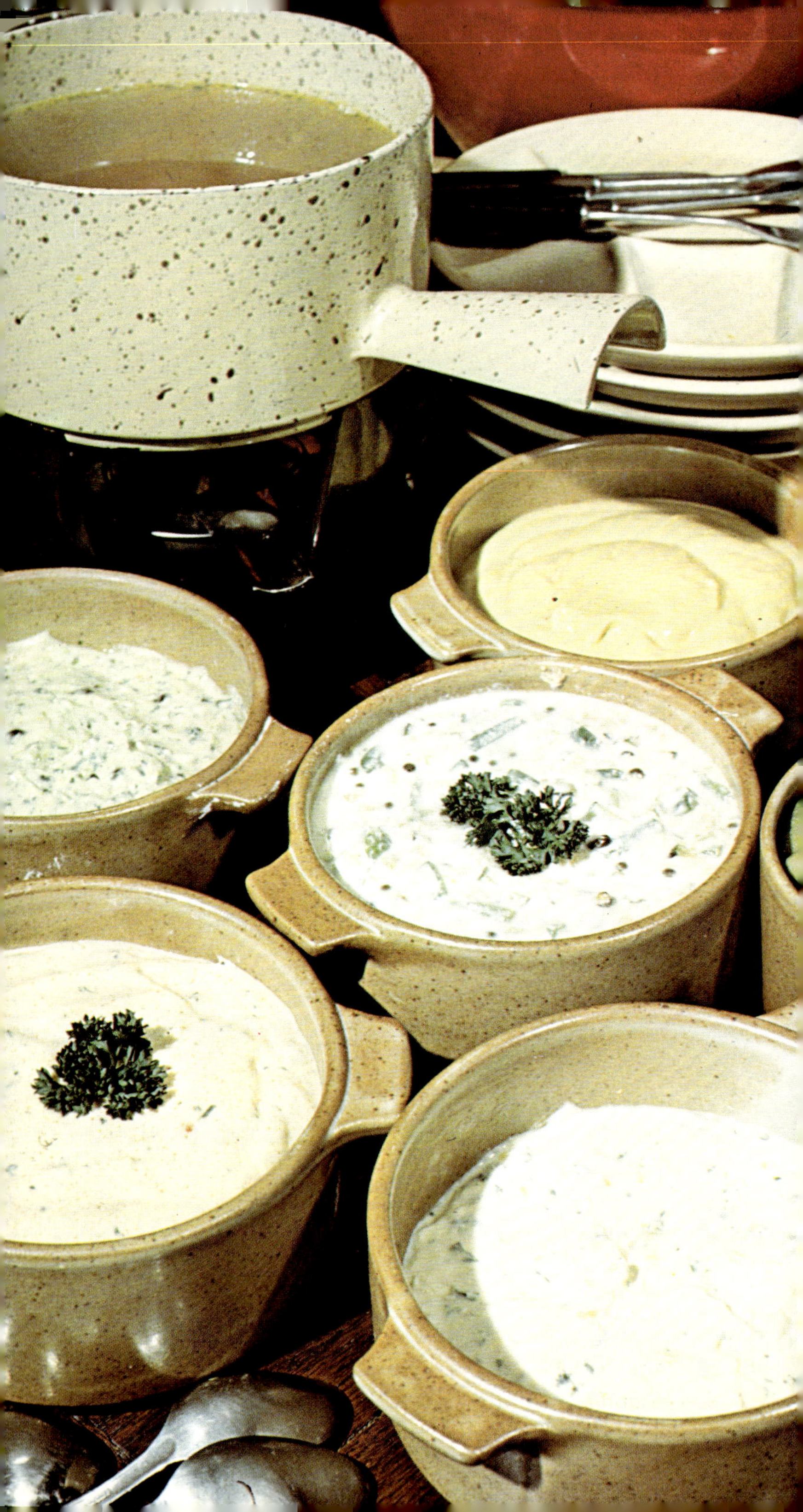

Sauce mousseline

Préparation : 10 minutes.
35 Kcal/personne.

1 œuf / 1 petit suisse à 30 % M.G. / 1 cuillerée à café de moutarde / 1 cuillerée à café de jus de citron / Persil / Sel, poivre / Paprika.

Mélanger le jaune d'œuf, la moutarde, le petit suisse, le sel, le poivre, le persil et le paprika.
Ajouter délicatement le blanc d'œuf monté en neige.
Servir frais.

Utilisations :
Crudités, asperges, artichauts, œufs, viandes froides, fondue chinoise.

Sauce vinaigrette

Préparation : 5 minutes.
35 Kcal/personne.

1 cuillerée à soupe d'huile de tournesol / 2 cuillerées à soupe de vinaigre / 1 cuillerée à soupe d'eau / Sel, poivre / Persil / Estragon.

Dans un bol, mélanger le sel, le poivre, le vinaigre et l'eau. Ajouter l'huile et les herbes.
Selon l'utilisation, ajouter l'ail, l'oignon et de la moutarde.

Utilisations :
Salade verte, crudités, salade de viandes, salade de poissons.

Sauce crème 10 %

Préparation : 5 minutes.
50 Kcal/personne.

2 cuillerées à soupe de crème / 4 cuillerées à soupe de lait en poudre / 1/2 verre d'eau / Sel, poivre.

Mélanger tous les ingrédients.

Utilisations :
Crudités, légumes cuits, viandes, poissons.
Selon l'utilisation, on peut ajouter de la moutarde.

Sauce aux anchois

Préparation : 10 minutes.
25 Kcal/personne.

4 filets d'anchois conservés au sel / 1 cuillerée à café de moutarde / 1/2 jus de citron / 1 yaourt nature / Sel, poivre / 2 gousses d'ail.

Laver et essuyer les filets d'anchois puis les piler avec l'ail. Verser petit à petit le jus de citron. Ajouter la moutarde, le sel, le poivre et le yaourt.

Utilisations :
Poissons, viandes froides.

Sauce verte

Préparation : 10 minutes.
25 Kcal/personne.

1 jaune d'œuf cru / 100 g. de fromage blanc à 0 % / 1 cuillerée à café de moutarde / 5 olives hachées / 2 cornichons hachés / 2 cuillerées à café de câpres / Persil haché / Sel, poivre / Paprika.

Mélanger le tout et servir frais.

Utilisations :
Fondue chinoise, crudités, viandes froides, poissons froids.

Sauce grelette

Préparation : 10 minutes.
20 Kcal/personne.

4 tomates fraîches / 100 g. de fromage blanc à 0 % / 5 échalotes / 1 jus de citron / Sel, poivre.

Faire pocher les tomates à l'eau bouillante et les peler.
Mixer tous les ingrédients.
Vérifier l'assaisonnement et servir très frais.

Utilisations :
Poissons, crudités.

Sauce blanche

Préparation : 15 minutes.
25 Kcal/personne.

1/4 lit. d'eau ou de bouillon / 1 cuillerée à soupe de maïzena / Sel, poivre / Noix de muscade / 2 cuillerées à soupe de lait en poudre.

Mélanger à froid de l'eau et le lait en poudre.

Délayer la maïzena peu à peu avec le liquide. Mettre sur feu doux jusqu'à épaississement du mélange, retirer du feu. Saler et poivrer.

Ajouter la noix de muscade râpée.

Variantes :

- Sauce aurore : sauce blanche + concentré de tomates.
- Sauce raifort : sauce blanche + raifort.
- Sauce au curry : sauce blanche + curry.

Utilisations :

Légumes cuits, viandes blanches, poissons.

Sauce portugaise

Préparation : 10 minutes.
45 Kcal/personne.

8 tomates / 1 cuillerée à soupe de concentré de tomates / 1 poivron vert / 1 oignon / 6 gousses d'ail / 2 feuilles de laurier / Sel, poivre / Herbes de Provence / Piment (facultatif).

Laver et couper les tomates. Les mettre dans une casserole avec l'ail écrasé, les oignons émincés, le sel, le poivre, le laurier et les herbes de Provence.

Faire cuire sur feu vif pendant 10 minutes environ. Ajouter le concentré de tomates et le poivron pelé et coupé en fines lamelles. Faire réduire pendant 20 minutes environ. Retirer les feuilles de laurier, puis mixer le tout. Selon le goût, ajouter une pointe de piment.

Utilisations :

Oeufs pochés, légumes cuits, abats.

Sauce au poivre vert

Préparation : 25 minutes.
35 Kcal/personne.

1 verre de bouillon / 5 échalotes / 1 verre de vin blanc / 1 cuillerée à soupe d'huile / 1 petite courgette / 1/2 poivron pelé / 25 g. de poivre vert / 100 g. de fromage blanc à 0 %.

Faire une réduction d'échalotes avec le vin blanc.

Pendant ce temps, couper la courgette en julienne et la faire sauter dans une poêle avec la cuillerée d'huile. Le légume doit rester croquant.

Peler également le poivron et le couper en lamelles.

Dès que la réduction est faite, ajouter le bouillon aux échalotes. Faire cuire encore quelques minutes et juste avant de servir, ajouter les courgettes, le poivron et le poivre vert. Verser ce mélange petit à petit sur le fromage blanc.

Rectifier l'assaisonnement si nécessaire.

Sauce à l'échalote

Préparation : 20 minutes.
35 Kcal/personne.

1 jaune d'œuf cru / 3 cuillerées à soupe de vinaigre / 1 verre de bouillon de volaille / 6 échalotes / 1 verre de vin blanc / Sel, poivre / 1 cuillerée à soupe de moutarde.

Faire un réduction avec les échalotes finement hachées, le bouillon, le vin blanc et le vinaigre.

Pendant ce temps, mélanger dans un bol le jaune d'œuf, la moutarde, le sel et le poivre. Verser peu à peu votre réduction d'échalotes dans le bol. Si nécessaire faire réchauffer la sauce au bain-marie.

Utilisations :

Viandes rouges, salade de choux.

Sauce béarnaise hypocalorique

Préparation : 20 minutes.
35 Kcal/personne.

3 jaunes d'œufs / 5 échalotes / 3 cuillerées à soupe de vin blanc / 3 cuillerées à soupe de vinaigre / Estragon / Sel, poivre / 150 g. de fromage blanc.

Faire une réduction d'échalotes avec le vin blanc et le vinaigre. Placer ensuite la casserole au bain-marie et faire prendre les jaunes d'œufs. Incorporer sel, poivre et estragon.

Hors du feu, ajouter peu à peu le fromage blanc.

Servir la sauce tiède ou froide.

Utilisations :
Viandes grillées, poissons, fondue chinoise.

Cette sauce est prévue pour 8 personnes.

Sauce pamplemousse

Préparation : 10 minutes.
35 Kcal/personne.

1/2 pamplemousse / 1 cuillerée à soupe d'eau / 1 cuillerée à soupe de yaourt / Sel, poivre.

Peler le pamplemousse, retirer les pépins et les petites peaux blanches amères. Le presser.

Mélanger le jus ainsi obtenu avec l'eau, le yaourt, le sel et le poivre.

Hacher très finement la pulpe du pamplemousse et l'ajouter à la sauce.

Servir très frais.

Utilisations :
Crudités, salades.

Sauce tomate

Préparation : 10 minutes.
25 Kcal/personne.

500 g. de tomates / 1 cuillerée à soupe de concentré / 1 oignon / 4 gousses d'ail / 1 feuille de laurier / Sel, poivre.

Peler les tomates après les avoir ébouillantées, les couper en quartiers et les mettre cuire avec les autres ingrédients.

Laisser réduire 20 minutes à feu doux.

LES MODES DE CUISSON

Hélas, tous les modes de cuisson ne sont pas compatibles avec un régime amaigrissant. Nous allons donc aborder les différentes cuissons possibles dans le cadre du régime amaigrissant.

CUISSON A L'EAU

Cette cuisson se fait par l'intermédiaire d'un liquide aqueux (eau, lait, bouillon, vin). Elle entraîne des échanges entre l'aliment et le milieu de cuisson.

Deux techniques :

- mise à l'eau froide,
- mise à l'eau bouillante.

On utilisera la cuisson à l'eau froide pour obtenir un liquide savoureux. En effet, ce type de cuisson favorise l'échange aliment vers milieu aqueux.

La mise à l'eau bouillante entraîne une coagulation rapide qui évite l'échange. Le goût de l'aliment est donc maintenu.

CUISSON A LA VAPEUR

Dans ce type de cuisson l'aliment n'est pas en contact avec l'eau. On fait chauffer l'eau jusqu'à ébullition puis on pose l'aliment dans une passoire.

Cette cuisson permet d'éviter un échange entre l'aliment et le liquide, et elle renforce le goût de l'aliment.

CUISSON SOUS PRESSION (AUTOCUISEUR)

La cuisson se fait dans un récipient hermétiquement fermé. Dans ce cas la pression est supérieure à la pression atmosphérique et la température supérieure à 100°. Cela permet une cuisson rapide, une économie d'énergie. On constate également une perte de vitamines moins importante.

LA CUISSON A L'ETOUFFEE (LE BRAISE)

C'est un procédé intermédiaire entre la cuisson à l'eau et la cuisson à la vapeur. Braiser un aliment, c'est le cuire lentement dans un récipient hermétique contenant peu de liquide.

Sous l'action de la chaleur, le liquide et l'eau contenue dans les aliments se vaporisent au contact du couvercle plus froid, ils se condensent et retombent dans le récipient.

Pendant la cuisson à l'étouffée, il faut éviter d'ouvrir fréquemment le récipient, la condensation ne se produisant qu'en milieu fermé.

CUISSON AU FOUR

Cuire au four, c'est soumettre l'aliment directement à l'action de la chaleur sans intermédiaire tel que l'eau.

La chaleur permet de coaguler les protéines, et de faire fondre la graisse. Pour cela, il est indispensable de bien chauffer le four avant d'y incorporer l'aliment.

Pour avoir de bonnes viandes rôties, il faut aussi respecter le temps de cuisson des viandes :

- bœuf : 35 minutes/kg.
- veau : 1 heure/kg.
- poulet : 50 minutes/kg.
- porc : 1 heure 30 minutes à 2 heures/kg.

CUISSON EN PAPILLOTES

Elle permet de maintenir parfaitement le goût de l'aliment. Elle est possible pour les petites pièces uniquement : poissons, grillades, fruits...

Découper un grand morceau de papier aluminium. Y mettre l'aliment et fermer de façon à ne pas laisser de lumière passer. Mettre à four chaud.

CUISSON AU GRIL

La grillade s'adresse à des aliments d'une épaisseur relativement faible, utilise une source de chaleur vive, il faut donc faire chauffer le gril. Mettre la grillade, qui se décollera dès que l'aliment est cuit. Eviter de saler avant la fin de la cuisson.

La cuisson au gril peut se faire dans une poêle, sur un gril, au feu de bois, sur des braises (barbecue).

CUISSON AU BAIN-MARIE

Cuire au bain-marie, c'est mettre l'aliment dans un récipient placé dans un autre récipient plus grand et plus profond, contenant de l'eau en ébullition.

Cette technique permet de cuire certains aliments fragiles, ou de réchauffer des plats.

QUELQUES RECOMMANDATIONS IMPORTANTES

Pour rendre votre régime amaigrissant efficace, il est souhaitable de partager votre ration journalière en 3 repas au minimum.

Les rations à 1 200 calories sont conseillées surtout aux femmes, alors que les rations à 1 300, 1 400 et 1 500 calories sont plutôt conseillées aux hommes, en fonction de leur activité physique.

Ces régimes peuvent être modifiés selon le but recherché :

- un amaigrissement rapide,
- un amaigrissement plus lent, donc plus étalé dans le temps.

Chaque personne adoptera son régime en fonction de ses activités et de ses besoins.

UN EXEMPLE DE REPARTITION D'UN REGIME A 1 200 CALORIES

Petit déjeuner :

- café, thé ou tisane,
- lait écrémé : 1 verre,
- pain : 2 tranches moyennes,
- beurre : 1 cuillerée à café rase (le pain légèrement beurré),
- élément protidique : 1 portion (voir équivalence).

Déjeuner :

- un hors-d'œuvre à base de légumes, sans graisses d'assaisonnement,
- aliment protidique : 1 portion (voir équivalence),
- légumes : à volonté,
- fromage : 1 portion (voir équivalence),
- fruits : 1 fruit frais ou 150 g. de fruits cuits au naturel.

Dîner :

- potage à base de légumes (sans féculents),
- aliment protidique : 1 portion,
- légumes : à volonté,
- fromage : 1 portion,
- Fruit : 1 fruit frais ou 150 g. de fruits cuits au naturel.

Pour les régimes à 1 300 calories :
1 200 calories + 1 portion de féculent au déjeuner.

Pour les régimes à 1 400 calories :
1 200 calories + 2 portions de féculent.

Pour les régimes à 1 500 calories :
1 400 calories + 2 tranches de pain réparties aux deux repas.

QUELQUES EQUIVALENCES

Elément protidique :

1 portion : - 1 œuf,
- 30 g. de fromages cuits ou fermentés,
- 200 g. de fromage blanc à 0 % de M.G.,
- 30 g. de jambon.

Aliment protidique :

1 portion : - 120 g. de viande maigre ou de poisson gras,
- 200 g. de poisson maigre,
- 2 œufs,
- 1 tranche de jambon (70 g.),
- 2 portions de fromages (60 g.).

Féculent :

1 portion : - 100 g. de pommes de terre épluchées crues,
- 30 g. de pâtes, riz, semoule, flocons d'avoine crus,
- 40 g. de légumes secs crus,
- 40 g. de pain,
- 3 biscottes,
- 1 cuillerée à café rase de beurre = 5 g.
- 1 cuillerée à café rase d'huile = 5 g.
- 1 cuillerée à soupe d'huile = 15 g.

Cette liste d'équivalences doit vous permettre de corriger vos menus et de les adapter sans difficultés à votre régime propre.

Il est important de respecter les poids indiqués, ils vous permettront un amaigrissement régulier. Pour éviter les écarts, au début d'un régime, il est souhaitable de peser certains aliments tels que fromages et pain.

Pour vous aider, quelques idées qui faciliteront l'établissement de vos menus.

Menus à 1 200 calories

Lundi

- Carottes sauce citron,
- Emincé de bœuf,
- Laitues braisées,
- Saint-Nectaire,
- Pommes.

- Crème de tomates,
- Oeufs au nid,
- Salade verte,
- Yaourt nature,
- Pêche ou fruits de saison.

Mardi

- Betteraves rouges à l'orange,
- Poivron farci,
- Camenbert,
- Mousse au chocolat.

- Potage julienne,
- Cabillaud sauce normande,
- Ratatouille niçoise,
- Edam,
- Poire.

Mercredi

- Poireaux sauce moutarde,
- Poulet à la cocotte,
- Carottes et navets glacés,
- Saint-Paulin,
- Nectarines ou fruits de saison.

- Consommé aux œufs,
- Rosbeef froid,
- Céleri rave sauce verte,
- Petit Suisse,
- Orange ou fruits de saison.

Jeudi

- Salade colorée,
- Escalope de veau jurassienne,
- Concombres à la crème,
- Yaourt nature,
- Compote de pommes.

- Fromage blanc aux fines herbes,
- Pommes de terre vapeur,
- Abricots ou fruits de saison.

Vendredi

- Courgettes en salade,
- Truites en papillote,
- Champignons à l'ail,
- Esrom,
- Poire.

- Potage paysan,
- Roulé de jambon aux endives,
- Pommes au four.

Samedi

- Tomates vinaigrette,
- Hachis parmentier,
- Salade verte,
- Pamplemousse.

- Velouté d'asperges,
- Soufflé aux fromages,
- Salade verte,
- Pêches ou fruits de saison.

Dimanche

- Aspic printanier,
- Beefsteack grillé, sauce au poivre vert,
- Haricots verts wallons,
- Bavarois aux framboises.

- Crème de champignons,
- Mousse au crabe,
- Salade mélangée,
- Fromage blanc,
- Orange.

PLAN DE STABILISATION

Le plan de stabilisation est à utiliser dès que vous aurez atteint votre but, le poids idéal.

Vous réintroduirez chaque semaine, un des aliments supprimés pendant le régime, selon vos goûts et avec diversification.

Attention à vos ennemis : les pâtisseries, la charcuterie, l'alcool.

PRINCIPE

Augmenter de 100 Kcal environ par semaine. Votre poids doit rester stable. L'acquis d'une semaine est conservé pour les semaines suivantes. Si toutefois, vous constatez une augmentation du poids, faites marche arrière et revenez au régime antérieur.

Semaine 1 : 1 200 Kcal.
Semaine 2 : 1 300 Kcal.
Semaine 3 : 1 400 Kcal.
Semaine 4 : 1 500 Kcal.
Semaine 5 : 1 600 Kcal.
Semaine 6 : 1 700 Kcal.
Semaine 7 : 1 800 Kcal.

Ce principe vous permet de stabiliser votre poids et d'arriver progressivement à une alimentation normale.

EXEMPLE D'ELARGISSEMENT

1ere semaine : + 1 fruit chaque jour.
2e semaine : + 1 cuillerée à soupe d'huile de tournesol chaque jour.
3e semaine : + 100 g. de féculents cuits chaque jour.
4e semaine : + 1 portion de fromage chaque jour.
5e semaine : + 2 tranches de pain chaque jour.
6e semaine : + 1 verre de vin chaque jour.

Cet élargissement ne constitue qu'un exemple destiné à vous aider pour concevoir vous-même votre programme de stabilisation.

COURBE DE POIDS

La courbe de poids vous guidera et vous aidera lors du régime amaigrissant.

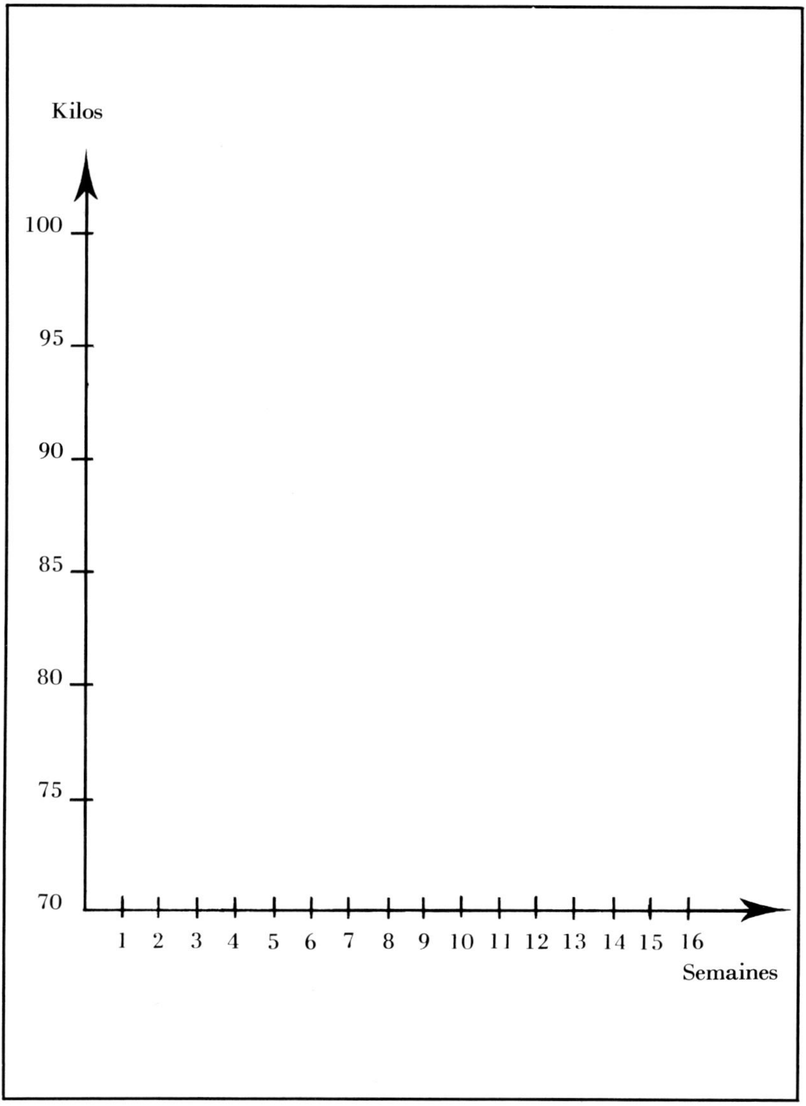

TABLE DES RECETTES

Les sauces

Dépôt légal 1er trim. 1984 - Imp. n° 1 189

ISBN 2-7372-2010-6

Imprimé en C.E.E.